Pablo Abal Rey

Neuromodulación eléctrica espinal y robótica en Esclerosis Múltiple

Pablo Abal Rey

Neuromodulación eléctrica espinal y robótica en Esclerosis Múltiple

Abordaje para la recuperación de la función de la extremidad superior

Editorial Académica Española

Imprint

Cover image: www.ingimage.com

Publisher:
Editorial Académica Española
is a trademark of
Dodo Books Indian Ocean Ltd., member of the OmniScriptum S.R.L Publishing group
str. A.Russo 15, of. 61, Chisinau-2068, Republic of Moldova Europe
Printed at: see last page
ISBN: 978-620-3-58592-6

NEUROMODULACIÓN ELÉCTRICA ESPINAL Y ROBÓTICA EN ESCLEROSIS MÚLTIPLE: ABORDAJE PARA LA RECUPERACIÓN DE LA FUNCIÓN DE LA EXTREMIDAD SUPERIOR

Pablo Abal Rey

TABLA DE CONTENIDO

MARCO TEÓRICO

1.1 APROXIMACIÓN A LA ESCLEROSIS MÚLTIPLE

1.1.1. Definición de EM

La Sociedad Española de Neurología (SEN), define la Esclerosis Múltiple (EM) como "una enfermedad crónica del sistema nervioso central (SNC) que se caracteriza por la existencia de inflamación, desmielinización, cicatrización glial y daño neuroaxonal, todo lo cual produce grados variables de lesión neurológica persistente" [1].

1.1.2. Epidemiología de la EM

A nivel mundial está descrito que la EM muestra una relación directa entre la prevalencia e incidencia de la enfermedad y una distribución geográfica concreta, caracterizada por un gradiente latitudinal, aumentando la prevalencia a medida que se aleja de la línea ecuatorial [2–4].

En cuanto al alcance o epidemiología de la enfermedad, Esclerosis Múltiple España (EME) aporta las siguientes cifras que provienen de la SEN [5]:

- 2.500.000 personas padecen EM a nivel mundial.
- 600.000 personas tienen EM en Europa.
- 55.000 personas poseen un diagnóstico de EM en España.

Por tanto, la tasa de prevalencia en España se considera medio-alta, incrementándose los casos diagnosticados en los últimos 10 años, con alrededor de 50-60 casos por cada 1.000.000 de habitantes/año [6].

1.1.3. Etiología de la EM

A pesar de que la etiología exacta de la EM sigue siendo desconocida, la hipótesis patogénica mayormente aceptada es que la EM es fruto de la conjunción de una determinada predisposición genética y un factor ambiental desconocido [7,8].

Esto, en un mismo sujeto, originaría un amplio espectro de alteraciones en la respuesta inmunitaria, que a su vez serían las causantes de la inflamación presente en las lesiones existentes en esta enfermedad [7,8].

Existen una serie de factores que han sido identificados como riesgo para el desarrollo de la EM [9]:

- **Escasa exposición solar o déficit de vitamina D:** la vitamina D posee propiedades inmunomoduladores, asociándose niveles bajos de esta vitamina con el desarrollo de la EM.
- **Las enfermedades víricas:** varicela zóster, virus del moquillo canino, sarampión, encefalitis por garrapatas, virus del herpes. El que se asocia de mayor forma es el virus Epstein-Barr.
- **La latitud:** es el factor que se encuentra más fuertemente relacionado. Es más frecuente al norte y sur del ecuador.
- **Tabaco:** el humo del tabaco está considerado uno de los factores de riesgo más importantes en el desarrollo y transcurso de la enfermedad. Los datos confirman que una persona que fume entre 20 y 40 cigarrillos diarios, posee 2 veces el riesgo de desarrollar EM en comparación con las no fumadoras.
- **Origen étnico**: las personas afroamericanas poseen un 40% menos de riesgo que los blancos. Otras de las poblaciones en bajo riesgo son los nativos americanos, mexicanos, puertorriqueños y japoneses.
- **Sexo:** la EM se desarrolla con mayor frecuencia en mujeres que en hombres, con la razón 2:1 ya mencionada. De la misma manera, las mujeres poseen un curso clínico principalmente remitente-recurrente, mientras que los hombres suelen presentar formas progresivas y con peor pronóstico. [9]

1.1.4. Fisiopatología de la EM

La característica principal de la EM en cuanto a su fisiopatología es la presencia de áreas desmielinizantes o escleróticas (denominadas placas) de la sustancia blanca del SNC. Estas son áreas bien delimitadas, con pocas células y pérdida de mielina con preservación relativa de los axones [10,11].

Dichas lesiones, afectan preferentemente al nervio óptico, sustancia blanca periventricular, tronco encefálico, cerebelo y sustancia blanca de la médula espinal. Las placas generalmente tienen forma redondeada u oval, pero puede adoptar formas ovoides perpendiculares a la superficie ventricular (dedos de Dawson) [10].

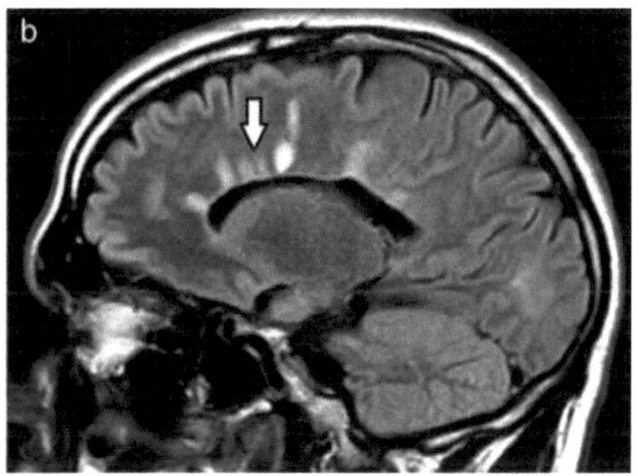

Imagen 1. Dedos de Dawson. *Fuente: Lesiones en la sustancia blanca en el paciente anciano. Utilización de la terminología adecuada [12].*

Las anteriormente mencionadas placas de la EM, están caracterizadas por ser activas o inactivas [13]. Existen diversos métodos para determinar la actividad de las placas, pero el más fiable es la presencia en los macrófagos de productos de degradación de mielina específicos (reactivo para la proteína básica de mielina (MBP), la mielina glicoproteica oligodendrocitaria (MOG) la proteína proteolipída (PLP) y los marcadores de activación como MRP14 y 27E10) [11].

Está aceptado de manera general que mecanismos fisiopatológicos similares tienen lugar en todos los pacientes con EM [11]. Actualmente, puesto que se cree que existe una interacción de varios factores en relación a la causa de la

EM, la teoría fisiológica más aceptada es la que ha definido la EM como una enfermedad autoinmune, iniciándose esta en el momento en el que el propio sistema inmunológico de la persona ataca a las células sanas del SNC, ya que reconoce de manera errónea dichas células como parte de la estructura de ciertos virus y/o bacterias [9].

La respuesta inmune es principalmente por linfocitos T, con escasas células B y plasmáticas, con activación de los macrófagos y de la microglía [14]. La activación de los mencionados linfocitos T sucede como respuesta al reconocimiento de un antígeno presentado en el complejo HLA clase II, causando la liberación de sustancias coestimuladoras que interactúan con los linfocitos. Los linfocitos activados proliferan y se diferencian en los efectos que producen, dividiéndose en dos tipos: los cooperadores (Th) y los citotóxicos. Dentro de los cooperadores, se pueden distinguir los Th1 y Th2. Los Th1 liberan citocinas inflamatorias que activan a los macrófagos y terminan por destruir la mielina provocando enlentecimiento o bloqueo de la conducción nerviosa y daño axonal [9]. Por su parte, los Th2 secretan citocinas antiinflamatorias y estimulan a los linfocitos B en la producción de anticuerpos [15]. Los linfocitos Th1 aumentan la liberación de IL10, IL2, g IFN y TNF- α [14] e inhiben la de IL12 por los leucocitos mononucleares en la sangre periférica [15], causando también un aumento en los receptores de ciertas citocinas en la membrana celular de las células inmunitarias [14]. Además, también se encuentra un mayor rango de migración mediada por citocinas. La mayor respuesta de Th1 y la inhibición de la Th2 implica una mayor acción de los linfocitos CD8 en comparación con la actividad de los CD4, correlacionándose con un daño axonal más severo [14].

Cabe destacar que no siempre se hallan linfocitos en las lesiones activas, sino que son más abundantes en zonas periféricas de las lesiones y en la sustancia blanca no afectada, encontrando datos de que la propia respuesta inmune puede contribuir a la reparación de la mielina [14,16]. El proceso fisiopatológico de la EM descrito anteriormente, se puede contemplar de manera gráfica en la siguiente figura:

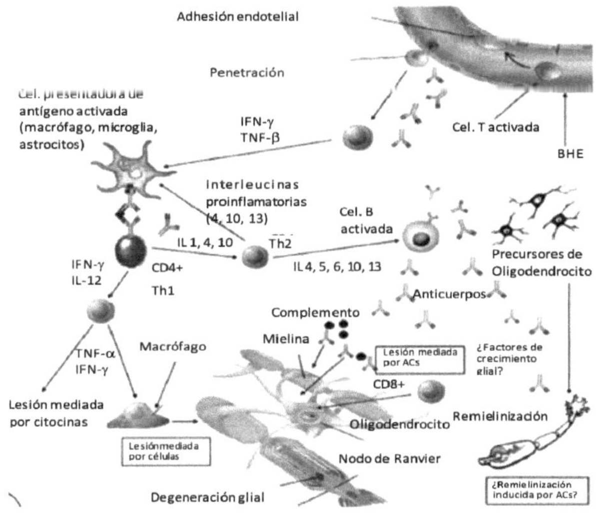

Figura 1. Fisiopatología en esclerosis múltiple. Basado en el esquema de Noseworthy JH, Lucchinetti C, Rodríguez M, Weinshenker BG. Multiple Sclerosis. *N Engl J Med* 2000; 343(13): 938-52

1.1.5. Manifestaciones clínicas de la EM

La EM repercute sobre las funciones sensoriales y destrezas motoras, cognitivas y de interacción social, limitando la funcionalidad de las personas a la hora de llevar a cabo sus ocupaciones principales. En la siguiente tabla, se pueden observar las principales repercusiones de la EM [17]:

Repercusiones de la EM	
Sensoriales	Abarcan con mayor frecuencia problemas visuales (neuritis óptica, nistagmo, diplopía) y de la sensibilidad (parestesias, hiperestesia), vestíbulo-propioceptivos y de percepción del dolor (dolor neuropático).
Motoras	Destacan la hiperreflexia, espasticidad, debilidad muscular, pérdida de destreza para realizar movimientos finos, ataxia, entre otras.
Cognitivas	La prevalencia de los trastornos cognitivos varía en las personas con EM. Los dominios más comúnmente alterados son: velocidad de procesamiento de la información, memoria y función ejecutiva.
Sociales	Se ha sugerido un aumento significativo de la dificultad para relacionarse con otras personas después del diagnóstico.

Tabla I. Repercusiones de la EM. *Fuente: Guía de orientación en la práctica profesional de la valoración reglamentaria de la situación de dependencia en personas con esclerosis múltiple y otras enfermedades desmielinizantes [18].*

Las manifestaciones clínicas en la EM son múltiples y diversas, variando en su forma de presentación, gravedad y duración. Los datos clínicos que se han encontrado con mayor frecuencia son los déficits motores, sensitivos y cerebelosos; afectaciones de los nervios craneales, alteraciones autonómicas y psiquiátricas como se puede observar en la siguiente tabla:

Signos y síntomas de la EM

SÍNTOMAS		Porcentaje (%)
Motor		
	Debilidad Muscular	65-100
	Espasticidad	73-100
	Alt. reflejos	62-98
Sensitivas		
	Vibración	48-82
	Termoalgesia	16-72
	Dolor	11-37
	Signo de Lhermitte	1-42
Cerebelosas		
	Ataxia	37-78
	Temblor	36-81
	Nistagmo	54-73
	Disartria	29-62
Nervios craneales		
	Disminución AV	27-55
	Alt de mov oculares	18-39
	NC V,VII,VIII	5-52
	Signos bulbares	9-49
	Vértigo	7-27
Autonómicos		
	Disfunción vesical	49-93
	Disfunción intestinal	39-64

	Disfunción sexual	33-59
	Sudoración y vasculares	38-43
Psiquiátricos		
	Depresión	8-55
	Euforia	4-18
	Alt cognitivas	11-59
Misceláneos		
	Fatiga	59-85

Tabla II. Principales signos y síntomas de la EM. *Fuente: Modificado de Miller JR. Multiple Sclerosis. In: Rowland LP. Merritt's Neurology. 10th ed.*

Los síndromes más frecuentes son la neuritis óptica, mielitis transversa, neuralgia del trigémino o el espasmo hemifacial [19]. Por su parte, existe una serie de datos clínicos que permiten orientar el diagnóstico de la EM. Estos han sido postulados por Schumacher en el año 1965 [20], siendo todavía útiles en la actualidad. Los criterios clínicos de Schumacher para la EM son:

- Presentación de dos síntomas separados del SNC
- Presentación de dos ataques separados, con comienzo de los síntomas separados al menos un mes
- Los síntomas deben afectar a la sustancia blanca
- Edad de 10 a 50 años (generalmente de 20 a 40)
- Déficits objetivos al examen neurológico
- No identificar otro trastorno médico que explique el estado del paciente

Posteriormente, en el año 2001, basándose en estos criterios mencionados, surgieron los Criterios de McDonald, que posteriormente serían revisados en 2005, 2010 y a finales del 2017. En la tabla presentada a continuación, pueden observarse estos criterios tras su última revisión en 2017 [21]:

	Número de lesiones con evidencia clínica objetiva	Datos adicionales necesarios para un diagnóstico de EM
≥ 2 ataques clínicos	≥ 2	Ninguno*
≥ 2 ataques clínicos	1 (así como evidencias históricas bien definidas de un ataque previo que involucró una lesión en una ubicación anatómica distinta)	Ninguno*
≥ 2 ataques clínicos	1	Diseminación en el espacio demostrada por un ataque clínico adicional que implica un sitio SNC diferente o por RNM
1 ataque clínico	≥ 2	Diseminación en el tiempo demostrada por un ataque clínico adicional o por RNM o demostración de bandas oligoclonales específicas de LCR

1 ataque clínico	1	Diseminación en el espacio demostrada por un ataque clínico adicional que Implica un sitio del SNC diferente o por RNM y diseminación en el tiempo demostrada por un ataque clínico adicional, por RNM o demostración de bandas oligoclonales específicas en LCR

Tabla III. Criterios de McDonald para el diagnóstico de la EM [21]

Por otro lado, la fatiga es uno de los síntomas más comunes en la EM, como ya se ha mencionado en apartados anteriores. Se encuentra presente en casi el 90% de los afectados por la enfermedad y es considerada la característica más incapacitante de la patología, ya que tiene gran impacto sobre la calidad de vida y la cotidianeidad [22,23].

La fatiga en la EM se define como una "carencia subjetiva de la energía física y mental que es percibida (por el individuo o su cuidador) como interferencia en la realización de actividades" [23,24]. Consiste en una falta generalizada y anormal de energía y de resistencia, que limita significativamente la capacidad física o mental, independientemente del grado de esfuerzo o del grado de discapacidad de origen neurológico [23].

Por tanto, la fatiga es uno de los signos más importantes para el diagnóstico de esta enfermedad. Existen diversas escalas que valoran la fatiga, siendo las más conocidas la escala de severidad de la fatiga de Krupp, la escala de impacto de fatiga y otras más concretas para la EM, como la escala específica de la EM. Para evaluar los niveles de fatiga es de vital importancia determinar un patrón: los momentos durante el día en que se presenta mayor fatiga, actividades que resultan más fatigantes o impacto de la fatiga en la vida diaria, entre otros [23].

Se pueden diferenciar dos tipos de fatiga en relación a la EM: la fatiga primaria y la fatiga secundaria. La fatiga primaria, es el resultado directo del daño en el SNC mientras que, la fatiga secundaria puede aparecer como consecuencia de otros factores, como alteraciones del sueño, medicación o depresión [23].

Simultáneamente, y en función de su origen, podemos hablar de fatiga sensorial y motora. La fatiga sensorial se encuentra relacionada con la percepción de la persona de que requiere un mayor esfuerzo del habitual para realizar una tarea. Ese tipo de fatiga se vincula con factores cognitivos y motivacionales. Por otro lado, en la fatiga motora se observan datos neurofisiológicos que evidencian una dificultad para generar, mantener o repetir una contracción muscular durante la realización de una tarea.

Se cree que existe una desorganización cortical que afecta al rendimiento motor en las personas con EM, que puede dar explicación a la fatiga. A través de técnicas neurofisiológicas y de imagen como electroencefalogramas (EEG), estimulación magnética transcraneal (EMT) y resonancia magnética funcional (RMF), se intentaron analizar los mecanismos más destacados que pudiesen explicarla. Los estudios con EMT muestran una disminución de la inhibición cortical, antes y después del ejercicio, en pacientes con EM que presentan fatiga, una latencia prolongada del potencial motor evocado (PME) y un retraso en la conducción motora. Por otro lado, estos resultados son compatibles con los obtenidos a través de del análisis de EEG y RMF, en los que se muestra una reducción de la inhibición cortical durante la realización de una tarea motora en personas con EM fatigadas [23].

1.1.6. Tipos o formas de evolución de la EM

La evolución clínica de la EM es variada y se describen principalmente cuatro tipos o forma de evolución de esta enfermedad, siendo: EM Remitente-Recurrente (EMRR), EM Primaria Progresiva, EM Secundaria Progresiva y EM Progresiva-Recurrente

- **Esclerosis Múltiple Remitente-Recurrente (EMRR):** es el tipo de EM mayoritario. Sus síntomas se presentan en forma de brotes bien definidos de diferente duración (días, semanas o meses) y variarán de un episodio de brote a otro, dependiendo de la zona del SNC que se vea afectada, con una remisión total o parcial de los síntomas. En este tipo de EM, los síntomas más comunes son: pérdida de fuerza muscular, adormecimiento de extremidades, hormigueo, trastornos de visión y problemas de equilibrio [19,25]. El brote se define como el empeoramiento de los déficits neurológicos o la aparición de nuevos datos que persisten por lo menos durante 24 horas en ausencia de fiebre o elevación de temperatura [26].
- **Esclerosis Múltiple Primaria Progresiva:** alrededor de un 12% de los pacientes sufre este tipo de EM. La enfermedad avanza de forma progresiva desde el inicio de los síntomas, presentando mesetas ocasionales, con un empeoramiento continuo y gradual [26]. Destacan los relacionados con la habilidad para caminar y la fuerza motora. [25]
- **Esclerosis Múltiple Secundaria Progresiva:** este tipo de EM afecta a un 25% de las personas que inicialmente poseen un diagnóstico de EM Remitente-Recurrente tras un empeoramiento neurológico de carácter progresivo. [25]
- **Esclerosis Múltiple Progresiva Recurrente:** es el tipo de EM que afecta a menos población (un 3%). Se caracteriza por una constante

progresión de la enfermedad, pudiendo experimentar o no mejoría tras los brotes. [25]

1.2 TRATAMIENTO DE LA EM

Actualmente, no existe ningún tratamiento farmacológico que cure la EM, pero la Agencia Europea de Medicamentos (EMA) ha llegado a aprobar hasta 14 fármacos que ayudarán a ralentizar el progreso de la patología. Entre ellos destaca el "ocrelizumab" por su eficacia superior o comparable a los demás medicamentos, por su perfil seguro y por ofrecer un paquete completo y valioso para el tratamiento. En este año 2020, la misma EMA, ha concedido una licencia para "siponimod", con el objetivo de tratar adultos con EM secundaria progresiva [27].

Con relación a los tratamientos, no se halla ninguno que frene por completo la enfermedad. Esto significa que el tratamiento solo hará efecto sobre las lesiones ya establecidas, con lo cual será imprescindible actuar de manera rápida para que no surjan discapacidades irreversibles. Algunos estudios clasifican los tratamientos en cuatro categorías: tratamiento de los brotes, tratamiento sintomático, tratamiento modificador de la enfermedad y la rehabilitación [27].

Desde la categoría de la rehabilitación, es imprescindible llevar a cabo estrategias encaminadas a prevenir la evolución y complicaciones de la enfermedad.

1.2.1. Intervención de Terapia Ocupacional en EM

Las personas con un diagnóstico de EM presentan, a lo largo de su ciclo vital diferentes etapas en la evolución de la enfermedad [28,29] y el terapeuta ocupacional actuará en consecuencia de las necesidades ocupacionales que presente la persona y en función del momento en el que la misma se encuentre.

Dado que el procesamiento resultante de un cuerpo que reacciona, sumado al enfrentamiento que estos producen en determinados ambientes o entornos y a una actitud que no siempre es favorable [22], genera que las personas afectadas presenten problemas en su participación en las actividades cotidianas, teniendo por ello un resultado nefasto en el equilibrio ocupacional.

La importancia de una disciplina como la terapia ocupacional (TO) en esta situación es fundamental para las personas afectadas por la EM. El trabajo transdisciplinar con esta población en la comunidad y con la comunidad, será relevante para el desarrollo de programas de TO que sigan líneas sobre la promoción de la salud, la mejora del desempeño ocupacional y la obtención del equilibrio ocupacional suficiente para participar activamente en su cotidianeidad [30].

1.2.1.1. Objetivos de intervención en EM

Desde TO, se establecen los siguientes objetivos en la intervención con la población con EM:

Objetivo general:

- Crear o facilitar las oportunidades necesarias para que las personas afectadas de EM alcancen la participación en todas las actividades incluidas en las Áreas de la Ocupación descritas por la American Association of Occupational Therapy (AOTA) [31].

Actividades de la Vida Diaria
Actividades Instrumentales de la Vida Diaria
Descanso y Sueño
Educación
Trabajo
Juego
Ocio y tiempo libre
Participación Social

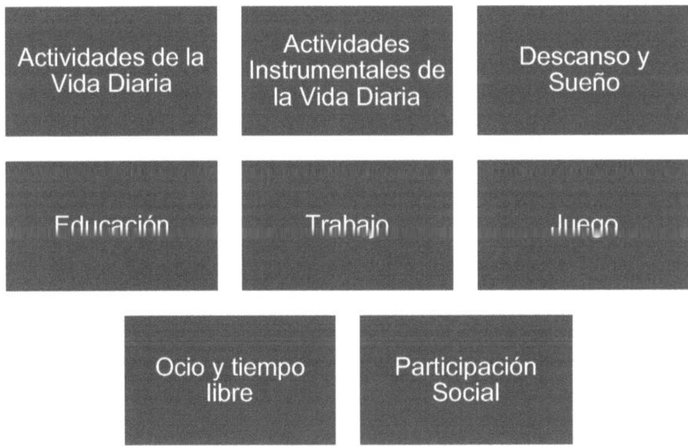

Figura 2. Áreas de la Ocupación Humana. *Fuente: Marco de Trabajo para la práctica de la TO [31]*

Los cambios que tienen lugar en el desempeño ocupacional afectan a prácticamente todas las áreas presentadas en la ***Figura 2***, siendo las de trabajo y participación social las que poseen mayor repercusión [32,33].

Las tareas propuestas se encuentran destinadas a potenciar (o compensar) las características y las destrezas de la persona que están limitando su participación. Estas actividades serán de complejidad progresiva, empezando por tareas sencillas y aumentando gradualmente la dificultad y duración en función de las necesidades del paciente [30].

Objetivos específicos:

- Mantener, promover o recuperar las destrezas motoras, cognitivas y de interacción social que intervienen en el rendimiento sobre el desempeño de estas ocupaciones [31].
    - Con el objetivo de minimizar el impacto de la sintomatología motora en el desempeño de la persona afectada por la EM, la intervención de TO (en estrecha colaboración con fisioterapia) se centra en la ejecución de diferentes actividades o tareas que refuercen la destrezas motoras más específicas para las ocupaciones limitadas: alcances, agarres, manipulación de

objetos, coordinación bimanual, mantener la estabilidad y postura corporal, entre otros [30].

  - En consonancia con neuropsicología, se proponen actividades que repercuten en la mejora de las destrezas cognitivas: selección de objetos, organización y secuenciación, establecimiento de prioridades, toma de decisiones, trabajo de atención, etc. Todo ello, orientado al óptimo desempeño de las ocupaciones diarias [34–36].
  - Todas las destrezas necesarias para comunicarse e interaccionar con las demás personas son comprendidas en este proceso: discurso fluido, uso adecuado del lenguaje no verbal, entre otros. Desde TO se busca reforzarlas para alcanzar la competencia ocupacional en casi todas las áreas de la ocupación, especialmente en las del ocio y participación social [37].

- Potenciación o compensación de las alteraciones de las funciones sensoriales
  - Desde TO se educa y entrena a los usuarios y usuarias en estrategias de compensación o recuperación de estas alteraciones hacia un correcto desempeño de sus ocupaciones, de manera segura y eficaz [30].
- Promover hábitos y rutinas saludables: asesorar y formar en Estrategias de Conservación de Energía (ECE).
- Adaptación de la actividad: asesorar y educar en el uso de los productos de apoyo (PA) necesarios y eficaces para mejorar la autonomía e independencia funcional en el día a día de las personas con EM.
- Supresión de barreras arquitectónicas y adaptación del entorno físico de las personas, especialmente su vivienda.

- Intervenir en el entorno social y, de forma prioritaria, con las personas de referencia y/o cuidadores principales; asesorando y formando en estrategias de promoción de autonomía, estrategias de comunicación, ECE, PA e higiene postural para promover y mantener adecuadas relaciones de interdependencia [38].
- Promover la salud como vínculo de captación y empoderamiento de las personas con problemas de EM, familias, amigos y círculos cercanos a los mismos.

Enfoques de intervención desde TO	
Prevención	Evitar la aparición de limitaciones en la capacidad funcional de la persona con EM y/o su entorno a la hora de participar en su día a día.
Mantenimiento	Conservar las capacidades actuales de la persona usuaria y las que vuelva a ganar durante la intervención.
Recuperación	Modificar las características de la persona afectada para restaurar las destrezas alteradas o desarrollar nuevas.
Adaptación	Modificar las características de las actividades, objetos o del entorno para ofrecer alternativas que permitan mantener la independencia.

Promoción de la salud	Crear actividades y entornos enriquecedores que mejoren el desempeño ocupacional de las personas.

Tabla IV. Enfoques de Intervención desde TO. *Fuente: Marco de Trabajo para la Práctica de la TO [31]*

Dada la variabilidad del impacto de la EM en cada una de las personas afectadas, la diversidad de las limitaciones funcionales actuales y potenciales a las que el plan de intervención debe hacer frente es muy amplia. Por ello, desde TO resultaría imposible crear un plan de tratamiento genérico, ya que las estrategias y las técnicas de intervención deben seleccionarse cuidadosamente para cada persona [17].

1.2.1.2. Abordaje de la EM desde TO

La TO tiene como principal forma de intervención, practicar con la persona su participación en aquellas ocupaciones de cada área descrita anteriormente en la ***Figura 2*** que tienen un significado e importancia para la persona, dentro de los roles que desempeñan en su día a día. Así, de forma paralela a la potenciación de las diferentes destrezas personales que limitan su participación, los terapeutas ocupacionales focalizan gran parte de su intervención en el uso terapéutico de las actividades con significado y ocupaciones, de manera gradual y secuencial para avanzar hasta conseguir el grado de autonomía máximo alcanzable [30,31].

Facilitadores del desempeño ocupacional

- **Productos de apoyo**

El uso de PA permite o facilita al usuario con EM el realizar las actividades de manera autónoma o con ayuda, de manera eficaz y segura. Normalmente disminuye el esfuerzo al realizar la actividad, evitando el riesgo de lesiones [39].

Desde TO se debe realizar el asesoramiento previo a la adquisición, su adaptación y el entrenamiento de su uso en situaciones reales, implicado a la persona y su entorno en todo el proceso [39].

- **Supresión de barreras arquitectónicas y adaptación del entorno**

Se deben evaluar los elementos del entorno, objetivando las barreras o causas limitantes. Posteriormente se proponen a las personas usuarias y entorno próximo los cambios, mejoras y recomendaciones pertinentes [40].

Educación y entrenamiento

En este tipo de intervención se pretende hacer llegar a los usuarios información acerca de su salud, bienestar, ocupación y participación, con el objetivo de que adquieran aquellas conductas, hábitos y rutinas que les resulten útiles y los entrenen para mejorar su rendimiento ocupacional [31].

- **Promoción de la autonomía**

La pérdida o disminución de la capacidad para realizar algunas actividades cotidianas es muy común y afecta enormemente el bienestar de la persona con EM y de su círculo cercano. La relación entre los problemas de salud que ocasiona la enfermedad y la participación no es directa, sino que se ve influenciada por diversos factores. Centrándonos en la influencia del entorno social, las personas más cercanas a los afectados (pareja, cuidador, familia y amigos entre otras) tienen mucho que aportar en la promoción de su autonomía. Desde TO se debe educar y entrenar en todas aquellas actitudes que resulten facilitadoras: eliminación de actitudes paternalistas, respeto al derecho de decisión, flexibilidad, escucha activa, empatía o cuidado al lenguaje no verbal entre otras [30].

- **Hábitos y rutinas saludables: simplificación de actividades y conservación de energía**

La fatiga ha sido definida como una falta generalizada y anormal de la energía y de la resistencia, que limita significativamente la capacidad física o mental, independientemente del grado de esfuerzo o del grado de discapacidad de origen neurológico [23,41]. Ya se ha mencionado que es uno de los síntomas más frecuentes en la EM, condicionando la participación. Por ello es necesario ofrecer estrategias encaminadas a disminuir su impacto en la cotidianidad de los afectados y afectadas [42].

- **Simplificación de actividades**

Hace referencia a la modificación de actividades identificadas como aquellas que la persona puede desempeñar, pero le generan niveles altos de fatiga. Va encaminada a la eliminación de acciones innecesarias, trabajando a favor de la gravedad en el levantamiento y desplazamiento de cargas, reducción de las necesidades del movimiento de la persona y el uso de materiales ligeros y fáciles de manejar. Desde TO se deben proponer soluciones simples y fáciles de trasladar a la vida diaria [30,43].

- **Estrategias de conservación de energía**

Se encuentra enfocada a la modificación del comportamiento de la persona con EM durante las actividades. Las ECE se centran en la toma de descansos y pausas con frecuencia, para conseguir evitar la aparición de la fatiga, la planificación anticipada de las actividades a realizar durante el día, establecer un ritmo lento y constante, priorización de actividades, higiene postural o utilizar el espacio y los PA de forma eficiente [41].

- **Higiene postural**

La educación en higiene postural y su entrenamiento es fundamental en las personas afectadas y también para su entorno cercano durante toda la enfermedad.

Este tipo de intervención abarca la evaluación del posicionamiento para realizar las actividades, así como también en reposo; identificando todas las posturas que puedan ser perjudiciales, su reeducación antes de que se estructuren y/o su corrección, con el uso de PA si es necesario. En el caso de la necesidad de silla de ruedas, asesoramiento correcto en el tipo de silla, cojín más adecuado y aporte de estrategias para el alivio de presiones, evitando las úlceras por presión [30,44].

Por tanto, la TO en personas con EM tiene como objetivo principal optimizar el compromiso de la persona con sus ocupaciones diarias.

Mantener la ocupación como asegurador de la condición de salud y calidad de vida, será una de las metas que la TO tendrá durante el proceso de intervención con esta población [45].

1.3 ROBÓTICA, NEUROMODULACIÓN Y EM

1.3.1. Terapia robótica

La tecnología en el ámbito de la rehabilitación ha ido ganando terreno a lo largo del siglo XXI. Su uso se encuentra cada vez más extendido en los programas de rehabilitación funcional (en el entorno clínico). Se trata de un enfoque emergente, con un potencial que todavía se está estudiando en la recuperación de la función motora y realización de actividades. Existen ya resultados beneficiosos, pero todavía quedan un amplio recorrido por indagar para confirmar plenamente su potencial. Además, ayudan a los profesionales rehabilitadores a administrar tratamientos intensos y con repetición práctica de tareas, existiendo evidencia de los beneficios que aporta dicha repetición de tareas basada en la actividad, donde la robótica las potencia en un entorno interactivo [46–48].

Al hablar de tecnología y EM, se habla sobretodo de robótica. Dado que 3 de cada 4 personas afectadas por la EM presentan problemas en las EESS que repercuten en sus actividades de la vida diaria, la robótica en la EM aporta fundamentalmente dispositivos que ayudan a la ejecución del movimiento de dichas extremidades afectas [48]. Los dispositivos robóticos, son aceptados en el tratamiento rehabilitador de los accidentes cerebrovasculares (ACV), pero también pueden ser buenos candidatos para la rehabilitación neuromotora de los afectados por la EM, puesto que permiten un diseño de formación personalizada, protocolos basados en la fuerza y permite medir cuantitativamente el rendimiento motor durante el entrenamiento [49].

En cuanto al tipo de sistema robótico en EESS, se pueden dividir en 2 categorías principales [46,50]:

- **"End-effector"(efector terminal) o de primera generación:** robots como el MIT MANUS o el Bi-Manu-Track son ejemplos de robots efectores terminales. Se trata de aparatos que promueven el trabajo de alcances multiplano y de movimientos individuales. En esta categoría, el contacto paciente-robot (mano o antebrazo) está en el nivel efector final, generándose una fuerza en la interfaz y permitiendo realizar movimientos de alcance. Las repeticiones realizadas se acercan a las requeridas para inducir cambios neuroplásticos [46,50]
- **Exoesqueletos:** se trata de dispositivos robóticos portátiles que poseen ejes articulares que coinciden con los ejes articulares anatómicos del ser humano. Por tanto, las articulaciones pueden moverse de manera aislada o en sinergia con un patrón de movimiento predeterminado. Esto permite a los terapeutas una mayor flexibilidad en el diseño de protocolos de tratamiento específicos para el paciente. Entre ellos, se encuentra el **"Armeo Power"**, el exoesqueleto seleccionado para este trabajo. Este exoesqueleto comprende movimientos fisiológicos del brazo con apertura y cierre de la mano, destacando por su entrenamiento motor intensivo y específico en un entorno virtual, con efectos positivos sobre el paciente [46,50].

En relación a la robótica en la EM, inicialmente se ha utilizado en aspectos relacionados con la marcha. Pero en este caso, se mencionará lo relacionado con la intervención robótica en extremidades superiores (EESS).

MODALIDAD	DESCRIPCIÓN
Asistida	Necesita la actividad voluntaria del paciente durante todo el movimiento. Mueven el brazo o asisten el movimiento durante el entrenamiento
Activa	Se utiliza como un dispositivo de medición, para cuantificar, sin ofrecer fuerza el brazo del paciente
Pasiva	El robot realiza el movimiento sin tener en cuenta ningún tipo de actividad del paciente
Activo-Asistido	El robot asiste cuando el paciente no ha sido capaz de realizar el movimiento de manera activa
Resistido	El robot ofrece una fuerza de oposición al movimiento a realizar

Tabla V. Modalidades de entrenamiento de EESS mediada por robots

En los estudios realizados hasta el momento, se observan resultados beneficiosos de la rehabilitación con robot asistido o exoesqueleto en EESS en la EM, pero los resultados difieren en función del diseño de estudio, el contenido y el número de sesiones [47]. A pesar de estas diferencias en los resultados, la mayoría de los estudios ven la robótica en EESS como viable y válida para mejorar la función de EESS en pacientes con EM [47], siendo el futuro de la robótica el aumentar y promover la participación activa en los procesos de recuperación motora [46].

Diversos estudios probaron los efectos de la robótica en las EESS en la EM (como se muestra en la ***Tabla VI***) [47–49,51–53], con efectos positivos en parámetros como la amplitud del rango articular, disminución del temblor, aumento de función del brazo, actividad muscular y mejoras en la función de agarre, entre otros. Además, el uso combinado de la estimulación eléctrica funcional (FES) podría mejorar el aprendizaje motor y enfocarse a la precisión del movimiento del brazo [46].

Se han evidenciado efectos positivos en la EM con el entrenamiento robótico en la reducción del deterioro de las EESS (expuestos también en la ***Tabla VI***), presentando mejora en el nivel de actividad [48,49,54,55].

A continuación, se muestra la ***Tabla VI*** que recoge los principales estudios desarrollados acerca de la intervención con exoesqueleto robótico para la recuperación o mejora de las EESS en pacientes con EM:

Título	Autores	Año	Robot	Beneficios
Robot-based rehabilitation of the upper limbs in multiple sclerosis: feasibility and preliminary results	Carpinella I, Cattaneo D, Abuarqub S, Ferrarin M	2009	Braccio Di Ferro	- Duración de los movimientos de alcance fueron más altos y las trayectorias fueron desiguales respecto al grupo control - Mejora en la calidad de alcance - Mejora en los movimientos
Adaptive robot training for the treatment of incoordination in multiple sclerosis	Vergaro E, Squeri V, Brichetto M, Casadio P, Morasso P, Solaro C, et al.	2010	Braccio Di Ferro	-Mejora significativa de las puntuaciones de la Nine Hole Peg Test - Disminución del temblor o ataxia

The Armeo Spring as training tool to improve upper limb functionality in multiple sclerosis: a pilot study	Gijbels, D; Lamers, I; Kerkhofs, L; Alders, G; Knippenberg, E; Feys, P	2011	Armeo Spring	-Fuerza de agarre manual se mantiene -Mejora en parámetros de capacidad funcional
Robot Training of Upper Limb in Multiple Sclerosis : Comparing Protocols With or Without Manipulative Task Components	Carpinella I, Cattaneo D, Bertoni R, Ferrarin M	2012	Braccio Di Ferro	- Mejora en movimientos de alcances - Mejora en los sujetos para contrarrestar la fuerza generada por el dispositivo - Adaptación a las fuerzas perturbadoras del dispositivo
Using functional electrical stimulation mediated by iterative learning control and robotics to improve arm movement for people with Multiple Sclerosis	Sampson P, Freeman C, Coote S, Demain S,	2015	"Passive robotic support"	-Mejora de la precisión del rendimiento de seguimiento, tanto asistido como sin asistencia de FES

	Feys P, Meadmore K and Hughes AM			-Menor deterioro proximal del brazo entrenado
The impact of robot-mediated adaptive I-TRAVLE training on impaired upper limb function in chronic stroke and multiple sclerosis	Maris A, Coninx L, Seelen H	2017	Haptic Master	-Mejora significativa en el rango de movimiento articular de anteflexión de hombro - Mejora en la capacidad funcional y en el tiempo necesario para realizar las actividades del Wolf Motor Function Test - Mejora en la fuerza de agarre
Effects of High- intensity Robot-assisted Hand Training on Upper Limb Recovery and Muscle Activity in Individuals With	Gandolfi M, Valè N, Dimitrova EK, Mazzoleni S,	2018	Amadeo	-Mejora general significativa en el rendimiento en T1 y T2

Multiple Sclerosis: A Randomized, Controlled, Single-Blinded Trial	Battini E, Benedetti MD, et al.			-Cambios significativos en la cantidad logarítmica de actividad motora -Mejoras significativas en la fuerza muscular durante la extensión y flexión del dedo en T2
Functional connectivity in multiple sclerosis after a robotic rehabilitative treatment: a case report	Bonanno L, Russo M, Bramanti A, Salvatore R, Marino S	2019	Armeo Power	-Mejora significativa en parámetros de la RMF -Aumento de activación funcional dentro de la red sensorio-motora al realizar tareas motoras

Tabla VI. Relación de estudios de EESS en EM con terapia robótica

1.3.2. Neuromodulación eléctrica

La neuromodulación abarca un amplio rango de intervenciones invasivas y no invasivas que apuntan hacia un cambio de la actividad neuronal o excitabilidad [56]. La razón por la que se ha incrementado su uso en la investigación y con fines terapéuticos se basa en resultados favorables de estudios ya que indican que, además de alteración aguda de la actividad neuronal, los resultados de neuromodulación también producen incluso alteraciones de la actividad neuronal y conectividad persistentes, inducen cambios neuroplásticos, y por lo tanto se puede utilizar para un intento de reversión de cambios neuroplásticos mal adaptativos, o para mejorar los cambios adaptativos neuroplásticos que ocurren en el cerebro [57].

El concepto de la neuromodulación se basa en la creciente evidencia que indica que:

- El sistema neural humano puede sufrir cambios neuroplásticos que pueden estar asociados con resultados alterados funcionales y/o síntomas y condiciones patológicas [57].
- Diversos enfoques neuromoduladores pueden inducir la neuroplasticidad en la medida de soportar alteraciones de la actividad neuronal y la conectividad y por lo tanto se puede utilizar para tratar de revertir (o prevenir) los cambios neuroplásticos de cambios neuroplásticos inadaptados que se producen en el cerebro o para facilitar la neuroplasticidad adaptativa [57].
- La facilitación de los cambios adaptativos neuroplásticos y reversión de los maladaptativos se ha demostrado que se asocia con la mejora funcional [57].

Además, dentro de la neuromodulación eléctrica se pueden distinguir diversos tipos o métodos. A continuación, nos centraremos en algunas de estas técnicas pero de carácter no invasivo:

- **Estimulación magnética transcraneal (TMS)**

Es una forma de estimulación cerebral no invasiva en la que una bobina genera campos magnéticos cortos para inducir pulsos de corriente eléctrica en el cerebro, pudiendo provocar despolarización y potenciales de acción en las neuronas corticales [58].

- **Estimulación transcraneal con corriente directa (tDCS)**

Ofrece estimulación continua de baja frecuencia a través de ánodos y cátodos emparejados sobre el cuero cabelludo. Se emplea normalmente en combinación con un entrenamiento motor para promover la plasticidad dependiente de la actividad [58].

- **Estimulación eléctrica transcutánea espinal (tcSCS)**

Ha surgido como una herramienta prometedora para modular la excitabilidad corticoespinal y modificar la producción motora en individuos con LM. Administra estimulación superficial, generalmente sobre la piel que recubre las vértebras torácicas y/o lumbosacras [58].

- **Estimulación nerviosa eléctrica transcutánea (TENS)**

Se trata de la modalidad no invasiva más común utilizada en los programas de rehabilitación funcional. Suministra corriente eléctrica de superficie de alta frecuencia y baja intensidad [58].

- **Estimulación eléctrica funcional (FES)**

Se trata de otra modalidad de estimulación eléctrica muy popular en el entorno clínico. Similar a la TENS (ambas usan electrodos de superficie en la piel para proporcionar estimulación en una ubicación concreta) pero difieren en la configuración y en el propósito de uso. La FES ofrece trenes de estimulación eléctrica por encima del umbral motor para estimular un músculo o el nervio eferente que suministra un músculo para alcanzar la contracción muscular [58].

La estimulación medular mediante estímulos o impulsos eléctricos se considera novedosa en comparación a otras como TMS, FES o TENS [59]. Sus principales líneas de investigación han sido las relacionadas con la lesión medular (LM). Se puede establecer que existen diferentes formas de estimular eléctricamente la médula espinal [59,60]:

- Intraespinal: los electrodos se posicionan dentro de la propia médula espinal, requiriendo de un procedimiento quirúrgico e invasivo.
- Epidural: los electrodos son implantados sobre la duramadre, en el espacio epidural. Se trata también de una técnica invasiva.
- Transcutánea/percutánea: los electrodos se colocan de manera superficial sobre la piel, sin ningún procedimiento invasivo.

1.3.2.1. Estimulación eléctrica epidural

Estudios pioneros arrojaron evidencia acerca de la capacidad propia de la médula para alcanzar un patrón motor complejo, con o sin entrada supraespinal, demostrando la posibilidad de modular los patrones flexibles existentes mejorando el control motor [61].

Tras años de investigación, el 2011 aparece publicado en la revista Lancet un estudio que utilizó la estimulación epidural con rehabilitación física intensiva de manera combinada, por parte de la Dra Harkema y el Dr Edgerton. Se trataba de un lesionado medular C7-T1 incompleto sensitivo con dos años de lesión. El paciente alcanzó, después de 7 meses, poder iniciar y mantener la bipedestación con un dispositivo de peso corporal mientras el estimulador estuviese encendido. Tras esta investigación, se dio paso a la posibilidad de que las redes neuronales restantes dentro de la médula podrían reactivarse, de manera que las aferencias y cualquier influencia supraespinal podría ser reconocida y utilizada para crear un output motor [60]

Paralelamente al estudio comentado, en los EEUU, la reconocida Clínica Mayo desarrolló una réplica de los resultados del estudio anterior. Los estadounidenses reflejaron que un paciente con una lesión completa motora T6 fue capaz de controlar voluntariamente la actividad muscular específica cuando se encontraba en decúbito lateral, manteniendo esa posición sin ayuda [62]. Por otro lado, este mismo paciente fue capaz de caminar independientemente en una cinta sin fin, con apoyo mínimo tras un año de rehabilitación y optimización de la estimulación epidural [63]. Posteriormente, diferentes estudios, volvían a aportar evidencia de que la estimulación espinal epidural en combinación con rehabilitación tiene el potencial de restaurar el control intencional de la función motora tras daños severos en el SNC [64].

Con el paso de los años, y vistos los resultados obtenidos, emerge un gran interés en el uso de la electroestimulación epidural para permitir la función de las EESS en pacientes tetrapléjicos, dados los grandes beneficios que aportaría el recuperar la funcionalidad de la mano para la calidad de vida de los afectados [65].

Con este objetivo, se realizó un estudio de dos sujetos con tetraplejía con lesión a nivel C5, implantando los electrodos desde C4 hasta T1 [66]. Los dos reflejaron un mayor control intencional de las EESS y una fuerza de agarre tres veces mayor.

Tras esta revisión, se puede concluir que es evidente que las redes espinales poseen un estado flexible de funcionalidad y excitabilidad, pudiendo ser este facilitado por la estimulación eléctrica espinal en espacio epidural, permitiendo la función motora de las extremidades [67].

1.3.2.2. Estimulación eléctrica transcutánea espinal

Consiste en la activación eléctrica de los circuitos espinales a través de electrodos de superficie colocados en la piel que recubren las apófisis espinosas de las vértebras, usando una onda específica que no provoca dolor, incluso cuando se utiliza con la energía necesaria para alcanzar transcutáneamente las redes espinales [68].

Se ha demostrado que a nivel espinal, la estimulación transcutánea incrementa el reflejo espinal de activación, similar a lo obtenido con la estimulación epidural [69]. En los últimos años, se ha avanzado en la teoría de que la estimulación espinal no invasiva también puede provocar resultados motores al facilitar las vías motoras supraespinales residuales y espinales. Es por ello que, la posibilidad de activar redes neuronales dentro de la médula espinal mediante un método de estimulación no invasivo abre una ventana terapéutica para el tratamiento de los trastornos motores después de una lesión o afectación en la médula espinal [69].

La capacidad de producir locomoción real en ausencia de aporte cerebral se puede atribuir a una combinación de propiedades intrínsecas de los circuitos que generan locomoción ficticia con la capacidad de procesar patrones propioceptivos y cutáneos complejos. Para usar ese potencial, el circuito espinal parece persistir en un estado altamente dinámico, que refleja los patrones inmediatos y crónicos de entrada sensorial procesados por las redes espinales [68].

En cuanto a las posibles estructuras neuronales activadas, los datos indican que la estimulación transcutánea de la médula espinal puede implicar diversos elementos a lo largo de la médula, en función de la ubicación, intensidad y otros factores neuromoduladores. Se establece que a mayor intensidad se activan más axones motores, lo que conduce a una disminución de la latencia de respuesta y un efecto de oclusión de las vías aferentes [68].

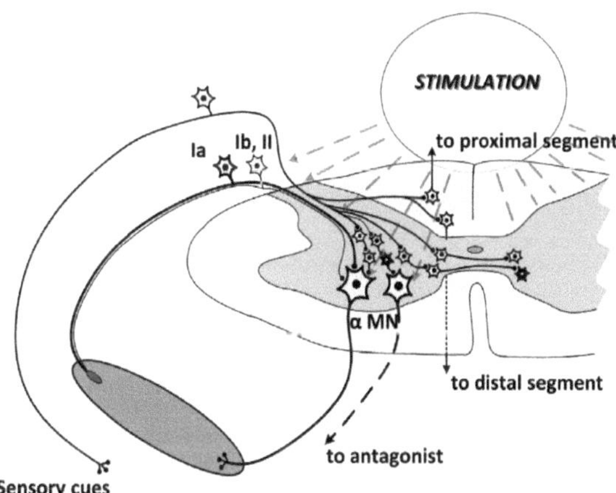

Figura 3. Posibles vías y estructuras que se activan durante la estimulación eléctrica medular. *Fuente: Gerasimenko Y, Gorodnichev R, Moshonkina T, Sayenko D, Gad P, Reggie Edgerton V. Transcutaneous electrical spinal-cord stimulation in humans. Ann Phys Rehabil Med.*

De manera generalizada, el efecto de la estimulación espinal en trastornos motores como son la LM han sido estudiados [69] pero, ¿y en la EM?

Para ello, debemos remontarnos al año 1976. El Dr. Cook publica un estudio en el que, de manera invasiva, tras implantar electrodos en la parte dorsal de la médula para aliviar un dolor intratable en una paciente afectada por la EM, descubrieron que tras la estimulación se produjo un movimiento considerable en sus piernas. Por tanto, esta técnica se empleó en otros 70 pacientes, los cuales recuperaron control voluntario sobre sus brazos, piernas y esfínteres [70]. A pesar de ello, para realizar una revisión acerca de este tipo de neuromodulación eléctrica debemos centrarnos en las publicaciones referidas a la LM, puesto que son las más numerosas y concluyentes.

La estimulación eléctrica medular transcutánea aplicada sola o en combinación con programas de rehabilitación basados en actividades para mejorar la función motora de personas con una LM crónica ha sido estudiada durante la última década con especial atención. Es por ello que recientemente ha recibido considerable atención científica y clínica [69], pudiendo entenderse esto también como un cambio en el paradigma de la rehabilitación [68].

En la revisión sistemática elaborada por García et al [69], 3 estudios (que se encuentran recogidos en la siguiente tabla) habían aplicado corriente de manera transcutánea a nivel cervical de la médula, en los niveles C3-C4 y en el espacio interespinoso C5-C6, para probar los efectos en las EESS [71–73].

Título	Autores	Año
Transcutaneous electrical spinal stimulation promotes long-term recovery of upper extremity function in chronic tetraplegia	Inanici F, Samejima S, Gad P, Edgerton VR, Hofstetter CP, Moritz CT	2018
Non-invasive activation of cervical spinal networks after severe paralysis	Gad P, Lee S, Terrafranca N, et al.	2018
Engaging cervical spinal circuitry with non-invasive spinal stimulation and buspirone to restore hand function in chronic motor complete patients	Freyvert Y, Young NA, Morikawa E, et al.	2018

Tabla VII. Artículos referidos a las EESS en LM en la revisión [69]

Estos tres estudios (junto con los restantes de la revisión que hacían referencia a las extremidades inferiores), reflejaron un aumento en la respuesta motora medida con la actividad EMG y otras variables: fuerza, rango de movimiento y función. En todos los casos, los informes realizaron una comparación intrapaciente: antes, durante y después de la estimulación transcutánea, pero ninguno de ellos poseía un grupo control [69]. Los tres estudios mencionados, lograron un aumento en la fuerza de agarre medida con el dinamómetro (durante la estimulación eléctrica transcutánea). En cuanto a la respuesta motora retenida después de la intervención con estimulación, los sujetos de estos tres estudios mostraron un aumento en la destreza manual además de un aumento de las puntuaciones de las escalas de valoración funcional (SCI-FAI y SCIM III) [69].

Además, de estos tres, dos de ellos [72,73] llevaron a cabo un seguimiento a medio plazo (3-6 meses) después de 5-6 semanas de estimulación, observando un aumento significativo en la fuerza de agarre, cambios en EMG y una mejora de la funcionalidad, siendo similar al momento post-intervención.

Se puede concluir con que diversos estudios establecen que la estimulación eléctrica medular transcutánea es una opción viable para aumentar la respuesta motriz voluntaria tanto de EESS como de EEII, la estabilidad del tronco, la función y la calidad de vida en LM, además de ser altamente útil y sensible en estudios neurofisiológicos [69,74].

El comportamiento complejo y las características de los potenciales motores evocados espinalmente en las EESS usando este tipo de neuromodulación comparten similitudes con las respuestas evocadas en las EEII con estimulación a nivel lumbosacra. Cuando los mecanismos neurales se vuelvan más claros y aparentes, las técnicas de estimulación de la médula serán más valiosas como herramientas de evaluación electrofisiológicas y enfoques terapéuticos para recuperar la función motora de las EESS después de diferentes lesiones neurológicas [74], incluyendo la EM.

Dentro del ámbito de la robótica y la rehabilitación, se han buscado nuevas estrategias que promuevan la mejora de los pacientes. Prueba de ello, es la combinación de la ya mencionada FES con exoesqueleto robótico en EM. En el año 2015, se realizó un estudio de prueba del concepto en personas con un diagnóstico de EM, centrado en el entrenamiento sensoriomotor [52]. Consistía en la práctica intensiva en un entorno que proporcionase tareas desafiantes variadas y con retroalimentación. Los autores concluyen con que la combinación de FES con la robótica se encuentra idealmente ubicada para este tipo de intervenciones que busquen recuperar la funcionalidad en EESS.

Además, han reafirmado que las FES reducen la fatiga motora en la EM [52,75].

Es por ello que aunar ambos conceptos (robótica y estimulación medular transcutánea) es interesante de cara a continuar las líneas comentadas anteriormente y a mejorar el tratamiento rehabilitador y la recuperación de la función en las EESS de personas con EM.

1.4 JUSTIFICACIÓN DEL ESTUDIO

El presente trabajo se ha realizado con el objetivo de alcanzar una mayor comprensión de las bases de la disfunción neurológica de la EM. Poseer un conocimiento completo es importante para poder realizar una evaluación detallada y la planificación e implementación de un tratamiento o intervención efectivo.

Tras una revisión de la literatura, se concluye que las personas afectadas por la EM, en una gran mayoría, poseen problemas en las EESS que repercuten en su cotidianeidad y participación. Ello conlleva una pérdida de autonomía en esta población. Además, se ha observado que la investigación acerca de programas de rehabilitación funcional de la EESS en la EM que empleen la neuromodulación combinada con la robótica o los exoesqueletos son escasos o inexistentes actualmente (inexistentes en el caso de la combinación de la tcSCS cervical con robótica). La mayoría de las intervenciones revisadas poseen pocos resultados fiables en relación a la EM en comparación a otras patologías neurológicas como el ACV, aunque podrían ser extendidas a la EM. Además, se ha demostrado que la terapia robótica proporciona un entrenamiento con una alta repetición de movimientos de calidad que puede potencialmente facilitar la plasticidad adaptativa.

Es por ello que, en el siguiente apartado del presente trabajo, se expone una propuesta para la intervención combinando la neuromodulación eléctrica espinal transcutánea con el exoesqueleto de EESS Armeo®Power en personas con un diagnóstico de EM, buscando conseguir una mejora en la función de las EESS en esta población.

PROPUESTA DE INTERVENCIÓN: RECUPERACIÓN DE LA FUNCIÓN DE LA EXTREMIDAD SUPERIOR EN PERSONAS CON ESCLEROSIS MÚLTIPLE MEDIANTE NEUROMODULACIÓN ELÉCTRICA ESPINAL ASISTIDA CON EXOESQUELETO ROBÓTICO

ÍNDICE

1. Introducción

La EM es una enfermedad crónica del SNC que se caracteriza por la existencia de inflamación, desmielinización, cicatrización glial y daño neuroaxonal, todo lo cual produce grados variables de lesión neurológica persistente [1]. Se estima que alrededor de 2.500.000 personas padecen esta enfermedad a nivel mundial y, en nuestro país, la cifra es de 47.000 afectados [5].

La EM genera una serie de repercusiones en las personas afectadas tanto a nivel sensorial, motor, cognitivo y social. Además, dentro de las repercusiones motoras, la hiperreflexia, debilidad muscular, espasticidad y pérdida de destreza para realizar movimientos [17,18]. Cabe resaltar que hasta 3 de cada 4 personas afectadas por la EM presentan problemas en las EESS, repercutiendo esto en sus actividades de la vida diaria y, por ende, en su desempeño, cotidianidad y autonomía personal [48].

Dado que actualmente no existe ningún tratamiento curativo para la EM (los existentes solo harán efecto sobre las lesiones ya establecidas), será importante actuar de manera rápida y precoz para que no emerjan complicaciones o discapacidades irreversibles. La rehabilitación juega un papel muy importante en este apartado, llevando a cabo estrategias encaminadas a prevenir la evolución y complicaciones de la patología [27].

En la actualidad, existen diferentes métodos terapéuticos para tratar las EESS pero, además de las terapias clásicas o convencionales, la robótica ha ido ganando terreno a lo largo de los años en el entorno clínico, ya que aportan al profesional tratamientos intensos y con altas repeticiones beneficiosas para el paciente [46–48]. Además, la estimulación eléctrica transcutánea espinal (tcSCS) ha surgido como una herramienta prometedora para modular y modificar la respuesta motora. La posibilidad de activar redes neuronales dentro de la médula espinal mediante este método no invasivo abre una ventana terapéutica para el tratamiento de los trastornos motores [58,69].

Por tanto, combinar ambos términos o técnicas de tratamiento resulta interesante para continuar avanzando en este tipo de intervención mas allá de la LM, mejorando el tratamiento rehabilitador y la función de las EESS en personas con EM.

La finalidad de esta intervención será establecer un protocolo que combine la estimulación eléctrica transcutánea espinal (tcSCS) con exoesqueleto robótico (Armeo®Power) y observar si es eficaz en la mejora de la EESS en comparación con el uso del exoesqueleto sin ningún tipo de estimulación eléctrica. Además, se valorará qué impacto puede tener en la independencia del individuo, en la fatiga y en su calidad de vida.

2. Objetivos

General:

- Determinar si la rehabilitación de EESS mediante neuromodulación eléctrica espinal a nivel cervical combinada con el uso de exoesqueleto, facilita la recuperación de las funciones del brazo y de la mano en pacientes con EM.

Específicos:

- Potenciar la independencia en las ABVD e instrumentales.
- Analizar si los niveles de fatiga mejoran con el tratamiento planteado .
- Mejorar la calidad de vida de los pacientes con EM.

3. Hipótesis

- La combinación de neuromodulación eléctrica espinal a nivel cervical con el uso de exoesqueleto mejora la funcionalidad de las EESS en personas con EM.

4. Material y métodos

4.1 Estrategia de búsqueda bibliográfica

La revisión bibliográfica que se desarrolló para realizar este trabajo se llevó a cabo en las bases de datos científicas: PubMed, Scopus y Web of Science. Además se han utilizado repositorios como Dialnet, Google Scholar y los fondos bibliográficos de diferentes universidades, distintas revistas electrónicas y páginas web de referencia para tratar el tema de estudio.

Los términos empleados para llevar a cabo las búsquedas han sido: "occupational therapy"; "multiple sclerosis"; "robotic therapy"; "spinal cord stimulation"; "transcutaneous spinal cord stimulation"; "upper limb" y "quality of life". Estos descriptores se han buscado también en español. En las bases de datos que permitían la búsqueda mediante tesauros o términos "MeSH", se ha hecho uso de ellos para concretar la estrategia de búsqueda. Además, se han empleado los operadores booleanos "AND" y "OR". No se ha empleado límite cronológico.

4.2 Selección de participantes

La muestra estará conformada por pacientes que hayan sido diagnosticados de EM (en cualquiera de sus tipos o cursos clínicos) y se encuentren realizando tratamiento rehabilitador en Institut Guttmann. Todos habrán tenido que leer la hoja de información al participante y firmar el consentimiento informado establecido junto a la hoja de cesión de datos personales para poder participar.

Los participantes de este estudio deben cumplir los siguientes criterios citados:

4.2.1Criterios de inclusión

- Ser mayor de 18 años [47,53,54]
- Poseer un diagnóstico de EM (según los criterios de Mcdonald) [47–49,51,52]
- Encontrarse en una fase estable de la enfermedad [54]

- Puntuación de Nine Hole Peg Test entre 30 y 300 segundos [47,51]
- Puntuación Mini-Mental State Examination ≥ 24 [47,49,51]
- Modified Ashowrth Scale menor que 2 (hombro, codo y mano) [47,49]
- Capacidad de dar consentimiento informado [52]

4.2.2Criterios de exclusión

- Uso previo de terapia robótica [54]
- Recaídas o brotes en los últimos 3 meses [47,54]
- Presencia de nistagmo o dificultades visuales que repercutan en el programa rehabilitador [48,49,51,54]
- Estado de embarazo [52,54]
- Otro diagnóstico neurológico u ortopédico que tenga un efecto en la función de MMSS [48]
- Deficiencias musculoesqueléticas o escala visual analógica (EVA) para la puntuación del dolor > 7/10 en cualquier articulación que pudiera interferir con el programa de entrenamiento [47]
- Participar en otro estudio de rehabilitación de MMSS [52]

4.3 Período de estudio

El período de estudio tendrá una duración total de 18 semanas, que comprende 8 semanas de intervención o tratamiento [48,53,76]. En una primera semana o semana "pre-intervención" se realizará la evaluación inicial pertinente con las herramientas propuestas en el **apartado 4.8**. Será a partir de la semana número 2 cuando comience la intervención. Durante 8 semanas consecutivas, los participantes tendrán 3 sesiones semanales de tratamiento [48,53], lo que conformará un total de 24 sesiones de intervención. En la semana 5 (correspondiéndose con la cuarta semana de intervención) se llevará a cabo la evaluación continua, donde se medirá la fuerza de prensión a través del propio exoesqueleto. Tras las 24 sesiones, en la semana 10 se realizará la evaluación final con todos los instrumentos propuestos y, por último pasadas ocho semanas desde la evaluación final, se llevará a cabo el "follow up" o seguimiento [48]. En la siguiente figura se resume el período del estudio:

Semana	
Semana 1	• Evaluación inicial
Semana 2	• 3 sesiones de intervención
Semana 3	• 3 sesiones de intervención
Semana 4	• 3 sesiones de intervención
Semana 5	• 3 sesiones de intervención + Evaluación continua
Semana 6	• 3 sesiones de intervención
Semana 7	• 3 sesiones de intervención
Semana 8	• 3 sesiones de intervención
Semana 9	• 3 sesiones de intervención
Semana 10	• Evaluación final
Semana 18	• Follow Up

Figura 4. Cuadro-resumen del período de estudio

4.4 Diseño de estudio

Se plantea un diseño de estudio piloto cuasi experimental en forma de ensayo clínico, con grupo control. Se comparará la intervención terapéutica propuesta entre 2 grupos aleatorizando dicha medida. Además, será un estudio longitudinal y prospectivo.

Se propone un estudio piloto no invasivo, mediante la metodología pre-post, elaborando una intervención mediante dos grupos aleatorizados y controlados.

La muestra del estudio contará con dos grupos, donde el grupo experimental realizará la intervención para comprobar los efectos del tratamiento mediante tcSCS y exoesqueleto robótico. Por su parte el grupo control realizará tan sólo el tratamiento con el exoesqueleto robótico.

4.5 Mecanismo de selección y aleatorización

El ensayo clínico será de carácter doble ciego, donde los participantes y evaluador/investigador externo desconocerán el tratamiento asignado a cada sujeto y con aleatorización en bloques balanceados. La condición de doble ciego ayuda a evitar posibles sesgos del ensayo clínico y protege la secuencia después de la asignación del grupo experimental. Se escoge este tipo de aleatorización (bloques balanceados) para intentar limitar la posibilidad de desbalances en la asignación de los tratamientos, generar secuencias repetidas largas de una misma maniobra y de balancear en la medida de lo posible algunos de los sesgos inherentes al proceso de aleatorización simple.

A continuación, en la **Figura 5** se muestra el mecanismo empleado para la selección y aleatorización de los participantes en el estudio:

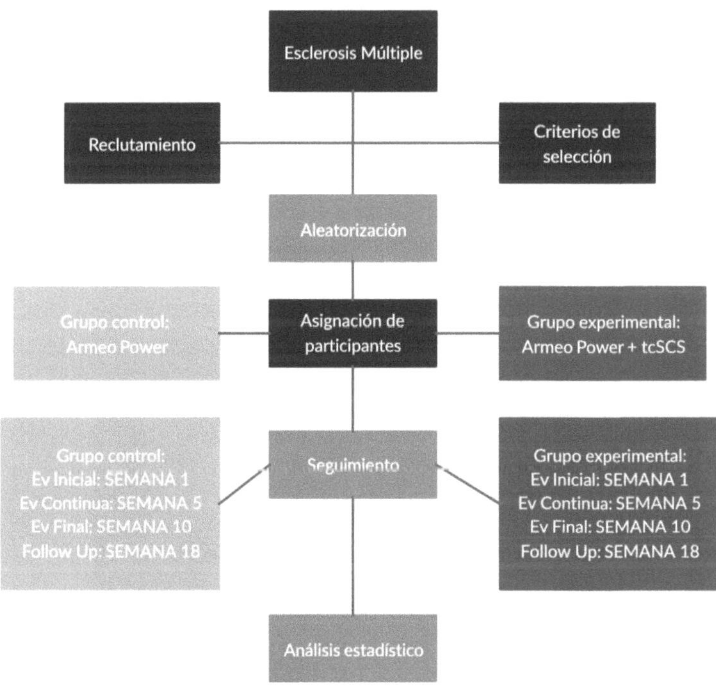

Figura 5. Diagrama de flujo del mecanismo de selección y aleatorización

4.6 Descripción de la intervención del grupo de experimental

La intervención se realizará durante 8 semanas consecutivas, con una frecuencia de 3 sesiones por semana [48,53]. La duración de dichas sesiones será de 1 hora [52–54,76] (30 min con cada extremidad), en la cual se combinará la estimulación eléctrica transcutánea y el entrenamiento robótico con el Armeo Power.

Estimulación eléctrica transcutánea:

La estimulación eléctrica transcutánea se aplicará (simultáneamente al trabajo con el exoesqueleto) mediante electrodos adhesivos de superficie. Se utilizará un estimulador eléctrico de la médula de carácter transcutáneo, transmitiendo impulsos rectangulares y bifásicos a una frecuencia de 30Hz. La intensidad con la que se aplicará la estimulación será al 90% del umbral motor en reposo del músculo abductor pollicis brevis (APB) [72]. Está compuesto por:

- 2 electrodos a modo de cátodos situados a lo largo de la línea media entre los segmentos espinales C3-C4 y C6-C7.
- 2 electrodos a modo de ánodos situados simétricamente en la piel sobre la cresta ilíaca.

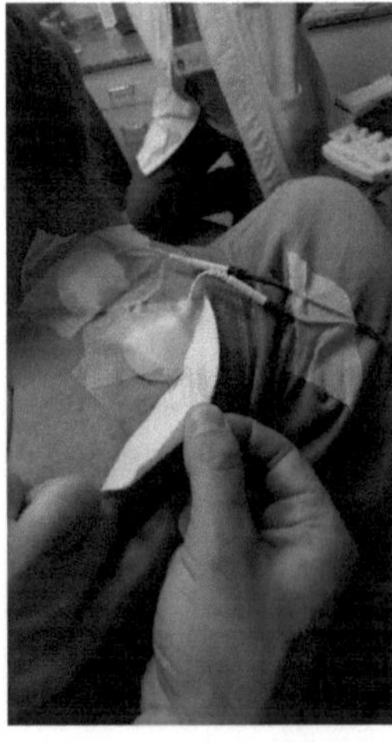

Imagen 1. Colocación de los cátodos

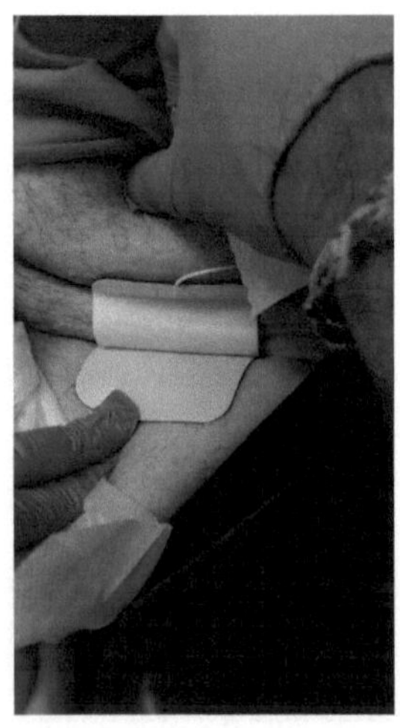

Imagen 2. Colocación de los ánodos

Durante la actividad, la estimulación se **activará 30 segundos** y se **suspenderá durante 1 minuto**, como muestra el siguiente esquema:

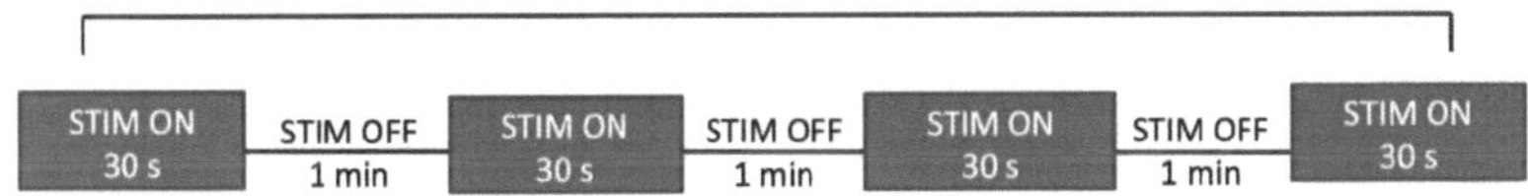

Esta estimulación será combinada con las tareas propuestas por el exoesqueleto Armeo Power, que se exponen a continuación.

Armeo ® Power:

El entrenamiento o intervención con exoesqueleto robótico se realizará a través del Armeo ® Power. Se trata de un exoesqueleto de rehabilitación que permite el tratamiento/abordaje de la función motora, proporcionando un soporte inteligente para el brazo en un amplio espacio de trabajo en 3D. Se encuentra diseñado para personas con patologías neurológicas que resulten con afectación de la extremidad superior. El sistema de suspensión consiste en un exoesqueleto que soporta la extremidad superior del paciente desde la región proximal a la distal, consiguiendo aumentar cualquier movimiento activo residual de la extremidad afectada. La configuración de la realidad virtual se encuentra diseñada para proporcionar diferentes niveles de dificultad (dirección del movimiento, velocidad, área de movimiento) y un enfoque funcional de la tarea. Permite calibrar el espacio de trabajo y el nivel de dificultad de la tarea propuesta, de acuerdo con la movilidad activa del paciente. Además, aporta información acerca de parámetros de movimiento específicos como la resistencia, la fuerza, el rango de movimiento o la coordinación) [77].

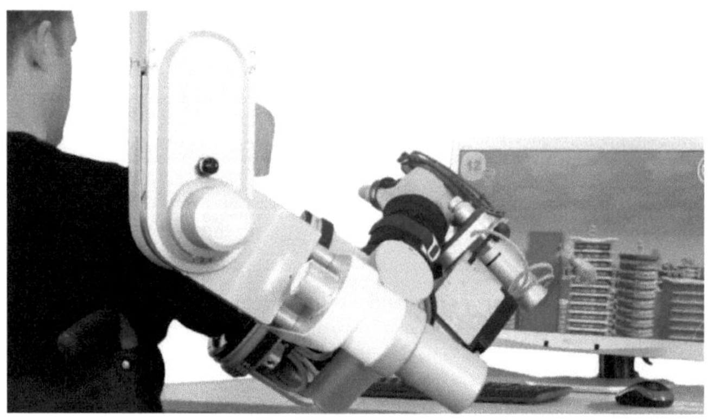

Imagen 3. Armeo ® Power. *Fuente: Hocoma*

Se llevará a cabo un entrenamiento de alta repetición de movimientos funcionales que faciliten la plasticidad adaptativa del individuo. El plan terapéutico comprenderá 5 actividades de 5 minutos de duración cada una, con un período de descanso de 60 segundos entre cada actividad [48]. Este proceso se realizará en 2 ocasiones por sesión: una vez con la extremidad derecha y otra con la extremidad izquierda. Dichas 5 actividades se subdividirán en:

- 3 actividades centradas/orientadas al entrenamiento de la apertura y cierre de la mano
- 2 actividades centradas/orientadas al entrenamiento de movimientos de alcances y agarres

El Armeo ® Power posee alrededor de 26 ejercicios o actividades diferentes para realizar por parte del paciente. A continuación, se describen las actividades seleccionadas para desarrollar en el programa:

- **Apertura y cierre de mano**

  Los ejercicios seleccionados se encuentran centrados única y exclusivamente en la apertura y el cierre de mano del paciente. A continuación, se muestran los nombres asociados a dichas actividades con una breve explicación.

- **"Cocodrilo"**: el paciente visualiza un cocodrilo que se desplaza linealmente por el terreno. En su trayectoria, se encuentra con diversos objetos beneficiosos y perjudiciales, los cuales debe recoger abriendo la boca del animal (apertura de mano) o evitar (cierre de mano).
- **"Submarino"**: el paciente se sumerge virtualmente bajo el mar, donde debe controlar un submarino. A través de este entorno virtual, debe abrir y cerrar su mano para recoger las monedas que aparecen a modo de recompensa o para esquivar las bombas existentes. Además, la velocidad con la que avanza la nave depende de la frecuencia con la que el paciente abra y cierre su mano.
- **"Portero" (mano)**: se recrea un entorno deportivo a través de la pantalla, con la figura de un portero en medio de la portería. Al cerrar la mano, el portero se inclina/desplaza hacia uno de los lados y al abrir la mano hacia el lado contrario. El paciente debe parar todos los balones lanzados continuamente durante la actividad, trabajando la apertura y cierre de la mano (a veces parcial y no total) para alcanzar dichos balones.

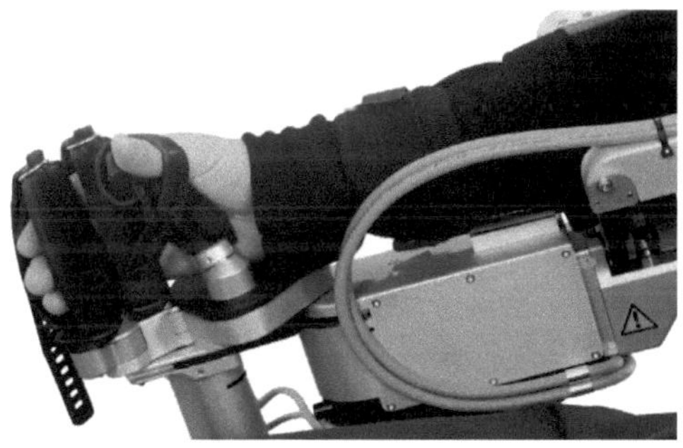

Imagen 4. Soporte de apertura/cierre de mano. *Fuente: Hocoma*

- **Alcances y agarres**

Los ejercicios presentados se centran en la realización de alcances en combinación con agarres funcionales. A continuación, se exponen los nombres asociados a dichas actividades con una breve explicación.

  - **"Limpieza"**: en esta actividad, se plantea un entorno doméstico, similar a la sala de una casa. En el mismo, aparecen diferentes objetos que el paciente debe recoger desplazando su extremidad y cerrando la mano, hasta situarlo en el lugar solicitado desplazando de nuevo la extremidad y abriendo la mano para soltarlo. El paciente realiza movimientos de flexión/extensión del hombro, aducción/abducción del hombro y apertura/cierre de mano.
  - **"Supermercado"**: en un entorno en 3D, el paciente tiene que recoger los productos del supermercado solicitados en un plano de profundidad y a ambos lados. Una vez recogidos (con el cierre de la mano) debería transportarlos hacia una cesta situada en el medio de la sala virtual (abriendo la mano). El participante realiza movimientos de flexión/extensión, aducción/abducción y rotación interna y externa de hombro; flexión/extensión de codo y apertura/cierre de mano.

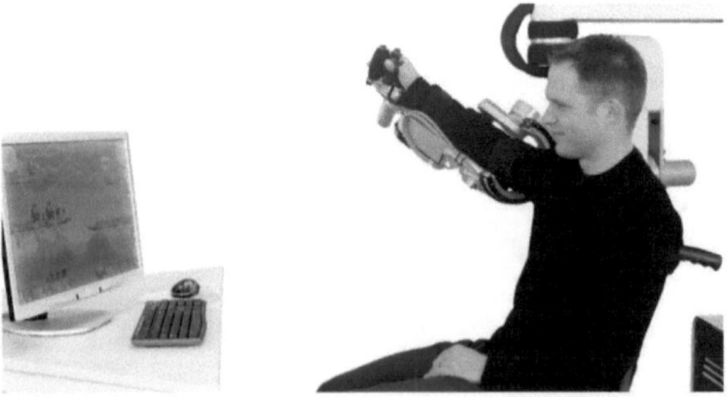

Imagen 5. Trabajo de alcance con soporte del exoesqueleto. *Fuente: Hocoma*

Todas las sesiones del estudio se realizarán en el laboratorio del Institut Guttmann, creando un entorno relajado y cercano, sin estímulos que puedan distraer al participante y/o condicionar la intervención.

4.7 Descripción de la intervención del grupo control

Por su parte, el grupo control recibirá el tratamiento o intervención también durante 8 semanas. En cada una de las semanas, asistirán a 3 sesiones de terapia robótica a través del exoesqueleto Armeo ® Power. Las sesiones tendrán una duración de 1 hora, al igual que en el grupo experimental, donde se dedicarán 30 minutos a la extremidad derecha y los 30 minutos restantes a la extremidad izquierda.

Previamente al inicio de la realización de las actividades, se llevará a cabo la colocación de los electrodos de la misma forma que en el grupo experimental y, tras una estimulación inicial de baja intensidad, el dispositivo quedará apagado. De esta forma, se mantendrá el doble ciego y los sujetos entenderán que están recibiendo la tcSCS.

El participante realizará las mismas actividades comentadas en el apartado anterior, en referencia al grupo experimental. Serán 5 actividades: 3 centradas en el entrenamiento de la apertura y cierre de la mano y 2 actividades orientadas al entrenamiento de movimientos de alcance y agarres. Dichas actividades se realizarán primero con una extremidad y luego con la otra.

Todas las sesiones del estudio se realizarán en el laboratorio del Institut Guttmann, creando un entorno relajado y cercano, sin estímulos que puedan distraer al participante y/o condicionar la intervención.

4.8 Medición de la eficacia de la intervención

Para la evaluación del progreso del estudio y de los posibles efectos de las técnicas empleadas, se llevarán a cabo 4 evaluaciones:

- **Evaluación inicial:** como ya se ha comentado en el apartado 4.3, la primera semana o semana "pre intervención" se administrarán las herramientas detalladas para recoger datos e intentar extraer conclusiones cuando finalice el estudio.
- **Evaluación continua:** tiene el objetivo de averiguar si se ha producido alguna evolución en los participantes del estudio y conocer si las técnicas empleadas se ajustan al participante. Se realizará en la cuarta semana de intervención.
- **Evaluación final:** se llevará a cabo una vez finalizada la intervención propuesta, pudiendo así conocer si los resultados alcanzan los objetivos planteados inicialmente.
- **Evaluación de seguimiento (Follow Up):** se realizará una nueva evaluación 2 meses después de haber finalizado la intervención para conocer la eficacia a largo plazo de las técnicas empleadas.

Los instrumentos o herramientas de valoración que se administran serán los siguientes:

- **Action Research Arm Test (ARA TEST)**. ARA Test evalúa el funcionamiento de las EESS mediante métodos de observación. Se trata de una medida de 19 ítems dividida en 4 subtest o pruebas: "grasp", "grip", "pinch" y movimiento del brazo. El rendimiento de cada elemento se evalúa en una escala ordinal de 4 puntos que va desde: 3) realiza la prueba con normalidad; 2) completa la prueba, pero tarda demasiado tiempo o tiene grandes dificultades; 1) realiza la prueba de manera parcial y 0) no puede realizar ninguna parte de la prueba. Es una medida receptiva y válida de la limitación funcional de la extremidad superior y es una medida útil para uso en rehabilitación de extremidades superiores e investigación clínica [78].

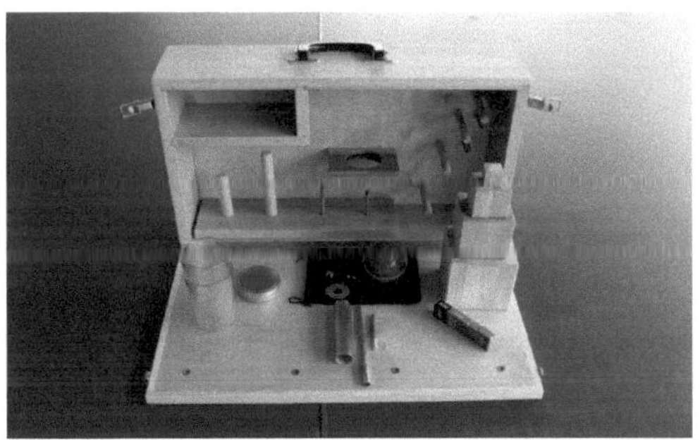

Imagen 6. Kit Action Research Arm Test

- **Nine Hole Peg Test.** Es una herramienta estandarizada cuantitativa que se utiliza para medir la destreza manual y muestra buena fiabilidad en población con EM [79]. Es necesario: un tablero de madera o plástico con 9 orificios (10 mm de diámetro, 15 mm de profundidad), separados 32 o 50 mm; un recipiente para las clavijas: caja cuadrada (100x100x10 mm) lejos del tablero (en su defecto, un plato redondo poco profundo en el extremo del tablero); 9 clavijas (7 mm de diámetro, 32 mm de longitud) y un cronómetro. Se administra pidiendo al paciente que coja las clavijas del recipiente, una por una, y debe colocarlas en los agujeros, lo más rápido posible. Posteriormente, el participante debe retirar dichas clavijas de los agujeros, una a una, volviendo a colocarlas en el recipiente. La tabla debe colocarse en la línea media del paciente, con el recipiente que sostiene las clavijas orientadas hacia la mano que se está valorando. Las puntuaciones se basan en el tiempo necesario para completar la actividad de la prueba, registrado en segundos [80].

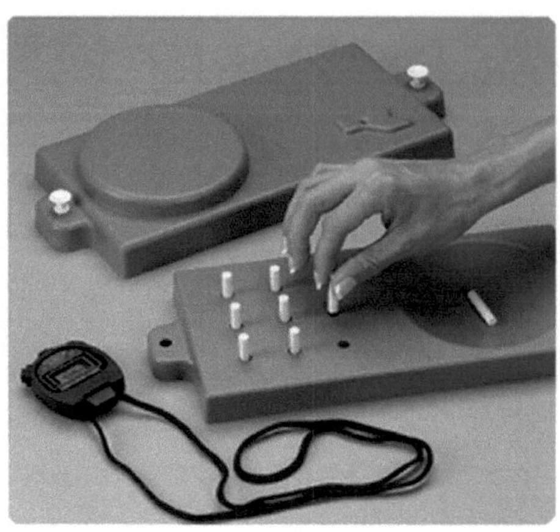

Imagen 7. Nine Hole Peg Test

- **Multiple Sclerosis Quality Of Life-54 (MSQoL-54):** El MSQoL-54 es una medida multidimensional de la calidad de vida relacionada con la salud, que combina elementos genéricos y específicos de la EM en un solo instrumento. Sus creadores, se inspiraron en el SF-36 para el componente genérico, al que añadieron 18 elementos concretos o específicos de la EM, como son la fatiga o la función cognitiva, entre otros [81]. Esta herramienta de 54 ítems genera 12 subescalas con dos puntuaciones de resumen. Las subescalas son: función física, limitación en los roles por función física, limitación en los roles por función emocional, dolor, bienestar emocional, energía, percepciones de salud, función social, función cognitiva, problemas de salud, calidad de vida general y función sexual. Además, destaca por su fácil administración y utilidad para fines comparativos en la investigación, mostrando buena consistencia interna [81,82].

- **Modified Fatigue Impact Scale (MFIS).** La MFIS es una versión modificada de la Fatigue Impact Scale (FIS) de 40 ítems, creada por Fisk et al. en el año 1994. Se encuentra basada en ítems (21 en esta versión modificada) derivados de entrevistas con personas afectadas por un diagnóstico de EM en relación al impacto de la fatigue en sus vidas. Proporciona una evaluación de los efectos de la fatiga en términos de: funcionamiento físico, cognitivo y psicosocial. Destacar que, su uso ha sido recomendado por el Consejo de Esclerosis Múltiple para las Guías de práctica clínicas [83,84].

- **Functional Independence Measure (FIM).** La escala FIM proporciona un sistema uniforme de medición de la discapacidad basado en la Clasificación Internacional de Deficiencias, Discapacidades y Minusvalías. Mide el nivel de discapacidad de un paciente e indica cuánta asistencia se requiere para que el individuo realice las AVD's. Está compuesta por 18 ítems: 13 relacionados con tareas motoras y 5 vinculados a tareas cognitivas (consideradas ABVD). Las tareas se puntúan en una escala ordinal de 7 ùntos que va desde la asistencia total (o dependencia completa) hasta la independencia completa. Las puntuaciones van desde 18 (la más baja) hasta 126 (la más alta) indicando el nivel funcional [85,86].

- **Modified Ashworth Scale (MAS).** El MAS es una herramienta que mide la espasticidad en pacientes con lesiones del SNC. Nace a través de la "Original Ashworth Scale" que prueba la resistencia al movimiento pasivo sobre una articulación con diferentes grados de velocidad. Las puntuaciones van de 0-4, donde una puntuación de 1 indica que no hay resistencia y 5 indica rigidez. El MAS por su parte, es similar al "Original Ashwort Scale", pero añade una categoría de puntuación de "1+" para indicar la resistencia a través de menos de la mitad del movimiento. Las puntuaciones también van del 0-4 con 6 opciones [87].

Además, otras variables como el rango de movimiento activo/pasivo, la fuerza de las EESS y la fuerza de prensión serán medidas y recogidas a través del propio Armeo ® Power. Toda esta información, será recogida a través de una hoja de registro elaborada especialmente para este estudio.

4.9 Recursos necesarios

Los recursos que se necesitarán para llevar a cabo este estudio serán:

- En cuanto a los recursos humanos, se precisará la intervención de un evaluador o investigador externo, que realizará las evaluaciones planteadas y un informático externo al estudio que realizará el mecanismo de aleatorización de los participantes. Además, se solicitará también la colaboración de un bioestadístico para el análisis de datos.
- Dando paso a los recursos materiales, será necesaria la sala del laboratorio del Institut Guttmann, el exoesqueleto robótico Armeo ® Power (junto a la pantalla asignada para la visualización y realización de actividades), un estimulador eléctrico transcutáneo, 4 electrodos para cada participante (junto al material de desinfección y preparación de la piel necesario). Además, también se entregará a los participantes las copias de los documentos de: hoja de información, consentimiento informado y hoja de cesión de datos de carácter personal.
- Se necesitará un ordenador con el programa de análisis estadístico SPSS (o similar) donde se introducirán los datos recogidos durante las evaluaciones efectuadas, a través de una hoja de documento de Excel, así como la hoja de registro elaborada para cada participante.

4.10 Efectos adversos

Se establecen como posibles efectos adversos:

- Dolor muscular debido a un sobreentrenamiento: se recomienda un incremento gradual del entrenamiento, especialmente las primeras semanas de terapia robótica.

- Dolor articular en hombro, codo y muñeca: se aconseja incrementar de manera gradual la dificultad, dosis y tiempo de duración de las sesiones.
- Irritación y lesión de la piel: es necesario ajustar correctamente los brazaletes cuando el paciente está sujeto al Armeo ® Power.
- Irritación y enrojecimiento de la piel debido a la colocación de los electrodos y la aplicación de la estimulación.
- Aparición de fatiga en relación al entrenamiento intensivo y de altas repeticiones.

4.11 Análisis estadísticos

En el análisis estadístico se distinguirán varias partes:

Primeramente, se llevará a cabo un análisis descriptivo, donde se calculan las frecuencias y los porcentajes para las variables cualitativas, y las medias, desviaciones estándar o típicas, valores máximos y mínimos para las mediciones cuantitativas. En el caso de que las variables tengan desviaciones elevadas, se incluirá el cálculo de otras medidas de tendencia central (mediana y moda).

En segundo lugar, se realizará un análisis bivariante. Se realizará la prueba de normalidad Kolmogorov-Smirnov para comprobar si las variables se comportan o no como una distribución normal, para así decidir si se aplican las pruebas paramétricas o no paramétricas.

En el caso de que se comporten como una distribución normal, se calcularán los coeficientes de correlación de Pearson y/o de regresión lineal entre variables de tipo numérico. Si una variable es cuantitativa y la otra cualitativa, se aplicará el test t de Student (cuando la variable cualitativa tenga 2 niveles) y el ANOVA cuando la variable cualitativa tenga 3 o más niveles.

Si por lo contrario, las variables no siguen la distribución normal, se aplicará, para demostrar una relación entre dos variables numéricas, la correlación de Spearman. Si una de las variables es cuantitativa y la otra cualitativa, se aplicará la prueba U de Mann Whitney (cuando la variable cualitativa tenga 2 niveles) y el test de Kruskall-Wallis si la medición cualitativa está formada por 3 niveles o más. Si ambas variables son de tipo cualitativo se empleará el test de Chi Cuadrado o el test de Fisher.

Por último, se incorporará un análisis multivariante para intentar encontrar relaciones simultáneas entre una variable dependiente y varias variables independientes. Así, con una variable de respuesta cuantitativa se aplicará una técnica de regresión lineal multivariante, mientras que, si dicha variable es cualitativa, se empleará un análisis de regresión logística multivariante.

Se establecerá como nivel de significación para el contraste de hipótesis el 5%. Para evaluar los cambios en las medidas de resultados tras la intervención, se utilizará la prueba no paramétrica de rango de Wilcoxon.

El tratamiento de estos datos estadísticos se realizará a través del programa informático SPSS (IBM SPSS Statistics).

4.12 Limitaciones del estudio

Las limitaciones que presentará el estudio pueden ser varias. En primer lugar, el tamaño muestral del estudio no permitirá la generalización de los resultados, necesitando estudios y trabajos futuros con una muestra más representativa.

Además, debido a las complicaciones o dificultades en el desempeño de las personas con EM, algunos de los participantes podrían considerar abandonar el estudio, afectando al tamaño de la muestra y al análisis de los datos obtenidos, teniendo una gran repercusión.

Por otra parte, sería interesante el poder replicar la metodología del presente estudio en un ámbito autonómico y/o nacional, a fin de determinar posibles influencias, condicionadas por las diferencias en el entorno físico y social.

Dado que todavía no existen estudios clarificadores que combinen la neuromodulación eléctrica espinal asistida con exoesqueleto robótico, se requieren investigaciones futuras que clarifiquen y estipulen los tiempos y parámetros de aplicación de ambas técnicas, de cara a poder extrapolar los resultados obtenidos.

5. Aspectos ético-legales

Para el correcto desarrollo del estudio, el investigador se compromete a garantizar los aspectos éticos en el desarrollo del mismo. Además, se certifica que el estudio se llevará a cabo respetando totalmente la normativa ética vigente, en base a la Ley Orgánica 3/2018, del 5 de diciembre, de Protección de Datos y Garantía de los Derechos Digitales [88], garantizando a todos los participantes del estudio la confidencialidad y anonimato en referencia a sus datos e información personal. De la misma forma, se tienen en cuenta los principios éticos dictaminados por el Reglamento General de Protección de Datos de la UE 2016-679, de 27 de abril de 2016, en referencia al tratamiento, protección y circulación de los mismos [89].

En todo momento estará presente el Convenio para la protección de los Derechos Humanos y la dignidad del ser humano con respecto a las aplicaciones de la Biología y la Medicina aprobado por el Comité de Ministros el 19 de noviembre de 1996 [90]. En la misma línea, se tendrá en cuenta la Declaración de Helsinki [91].

Además, se le ha facilitará a cada uno de los participantes la "Hoja de información" sobre el estudio, así como la "Hoja de Consentimiento Informado" y la "Hoja de Cesión de Datos de carácter personal".

CONCLUSIONES

Se espera que la neuromodulación eléctrica espinal asistida con el exoesqueleto robótico (Armeo ® Power) mejore la fuerza motora, la funcionalidad de la mano y del brazo, la destreza manipulativa y, por consecuente, la calidad de vida de las personas con EM al realizar las actividades de la vida diaria y resto de ocupaciones.

Un óptimo desempeño ocupacional permite a la persona mostrar sus preferencias, creencias y el significado de su vida. A través de la ocupación, el ser humano se desarrolla y configura su aprendizaje. Cuando éste se ve afectado, los hábitos, las rutinas y roles diarios suelen verse afectados. Como ya se ha mencionado, alrededor de un 75% de las personas diagnosticadas de EM poseen problemáticas en relación a la función de sus EESS, lo que produce una limitación en la actividad y una restricción de la participación en las ocupaciones.

Como sostiene el *"World Federation of Occupational Therapists Position Statement on Human Rights"* se debe mantener una visión holística de la persona, siendo ésta valorada como tal en el desarrollo de todas sus ocupaciones en la sociedad o comunidad a la que pertenece. Por ello, es necesario fomentar el desarrollo de nuevos abordajes y potenciar la práctica de ensayos clínicos y estudios con técnicas prometedoras y novedosas, con el objetivo de alcanzar un desempeño ocupacional satisfactorio y, con ello, una mejora en la calidad de vida de las personas afectadas por la EM.

BIBLIOGRAFÍA

[1] García A, Ara JR, Fernández O, Landete L, Moral E, Rodríguez-Antigüedad A. Consenso para el tratamiento de la esclerosis múltiple 2016. Sociedad Española de Neurología. Neurología 2017;32:113–9. doi:10.1016/j.nrl.2016.02.026.

[2] Koch-Henriksen N, Sørensen PS. The changing demographic pattern of multiple sclerosis epidemiology. Lancet Neurol 2010;9:520–32. doi:10.1016/S1474-4422(10)70064-8.

[3] García-Cano B, García-Cano F. Epidemiología de la Esclerosis Múltiple: revisión bibliográfica. Hygia de Enfermería 2017;94:24–7.

[4] Kurtzke JF. A reassessment of the distribution of multiple sclerosis: Part One. Acta Neurol Scand 2009;51:110–36.

[5] Esclerosis Múltiple España. Qué es la Esclerosis Múltiple n.d. https://www.esclerosismultiple.com/esclerosis-multiple/que-es/ (accessed December 14, 2018).

[6] Ares LJ, Bowakim DW, Rey MJ. Actualización: esclerosis múltiple. Medifam 2001;11:30–43.

[7] Fernández OF, Sánchez VEF. Esclerosis múltiple. Concepto. Etiopatogenia. Fisiopatología. Manifestaciones clínicas. Investigaciones paraclínicas. Diagnóstico. Historia natural. Programa Form Médica Contin Acreditado 2007;9:4867–77.

[8] Yamout B, Alroughani R. Multiple Sclerosis. Semin Neurol 2018;38:212–25.

[9] Domínguez R, Morales M, Rossiere NL, Olan R, Gutierrez JL. Esclerosis múltiple: revisión de la literatura médica. Rev Fac Med 2012;55:10.

[10] Porras M, Núñez L, Plascencia NI, Quiñones S, Sauri S. Esclerosis múltiple. Rev Mex Neurocienc 2007;8:57–66.

[11] Wingerchuk DM, Lucchinetti CF, Noseworthy JH. Multiple Sclerosis:

Current Pathophysiological Concepts 2001;81:263–81.

[12] Sartori P, Álvarez M, Pasquini F, Alvarado, Larissa, Alzate A. Lesiones en la sustancia blanca en el paciente anciano. Utilización de la terminología adecuada. Rev Argentina Radiol 2016;81.

[13] Lassmann H, Raine C, Antel J, Prineas J. Inmunopathology of multiple sclerosis: report on an international meeting held at the Institute of Neurology of the University of Vienna. J Neuroimmunol 1998;86:213–7.

[14] Lucchinetti CF, Noseworthy JH. Multiple sclerosis: recent developments in neuropathology, pathogenesis, magnetic resonance imaging studies and tratment. Opin Neurol 2001;14:259–69.

[15] Delves P, Roitt I. The immune system. Second of two parts. N Engl J Med 2000;343:108–17.

[16] Kerschensteiner M, E G, L B, Al. E. Activated human T cells, B cells and monocytes produce brain- derived neurotrophic factor (BDNF) in vitro and in brain lesions: a neuroprotective role for inflammation? J Exp Med 1999;189:865–70.

[17] Hoffmann P, Dyinewicz A. A terapia ocupacional na esclerose múltipla: conhecendo e convivendo para intervir. Cogitare Enferm 2009;14:285–93.

[18] García L, López M, Ramos J, Roig M. Guía de orientación en la práctica profesional de la valoración reglamentaria de la situación de dependencia en personas con esclerosis múltiple y otras enfermedades desmielinizantes. 2012.

[19] Coyle P. Multiple Sclerosis clinical variants and differential diagnosis. In: Williams & Wilkins, editor. Contin. Mult. Sclerosis., Lippincott; 2004, p. 38–73.

[20] Schumacher G, Beebe G, Kibler R, Kurlant L, Kurtzke J, McDowell F. Problems of experimental trials of therapy in multiple sclerosis: report by the panel on the evaluation of experimental trials of therapy in multiple

sclerosis. Ann NY Acad Med 1965;122:552–66.

[21] Thompson A, Banwell B, Barkhof F, Carroll W, Coetzee T, Comi G, et al. Diagnosis of multiple sclerosis: 2017 revisions of the McDonald criteria. Lancet Neurol 2018;17:162–73.

[22] Kos D, Duportail M, Meirte J, Meeus M, D'hooghe MB, Nagels G, et al. The effectiveness of a self-management occupational therapy intervention on activity performance in individuals with multiple sclerosis-related fatigue: a randomized- controlled triall. Int J Rehabil Res 2016;39:255–62.

[23] Cudeiro F, Arias P, Robles V, Corral Y. Degeneración del Sistema Nervioso. Fundam. Neurocienc. y neurorrehabilitación en Ter. Ocup., A Coruña: Editorial Síntesis; 2015.

[24] Vucic S, Burke D, Kiernan M. Fatigue in multiple slcerosis: mechanisms and management. Clin Neurophysiol 2010;121.

[25] Fundación Esclerosis Múltiple. Los síntomas de la Esclerosis Múltiple n.d.

[26] Miller A, Coyle P. Clinical features in multiple sclerosis. Contin. Mult. Sclerosis., Lippincott Williams & Wilkins; 2004, p. 38–73.

[27] McCool R, Wilson K, Arber M, Fleetwood K, Toupin S, Thom H, et al. Systematic review and network meta-analysis comparing ocrelizumab with other treatments for relapsing multiple sclerosis. Mult Scler Relat Disord 2019;29:55–61.

[28] Fraga-González C. Epidemiología de la Esclerosis Múltiple en la ciudad de Ourense. Universidade de Vigo, 2018.

[29] Llaneza-González M. Epidemiología de la Esclerosis Múltiple en el Área Sanitaria de Ferrol. Universidade de A Coruña, 2016.

[30] Seoane M, Pousada T, Presedo C, Álvarez R, Talavera M. Terapia ocupacional. Guía Escler. Múltiple. Interv. Prof. FEGADEM, 2019, p. 129–51.

[31] Ávila Álvarez, A., Martínez Piédrola, R., Matilla Mora, R. Máximo Bocanegra, M., Méndez Méndez, B., Talavera Valverde, M.A. et al. Marco de trabajo para la práctica de Terapia Ocupacional: dominio y proceso. 2ª edición. Traducción. Rev TOG 2010:85.

[32] Yu CH, Mathiowetz V. Systematic review of occupational therapy related interventions for people with multiple sclerosis: Part 1. Activity and participation. Am J Occup Ther 2014;68:27–32.

[33] Yu CH, Mathiowetz V. Systematic review of occupacional therapy related interventions for people with multiple sclerosis: Part 2. Impairment. Am J Occup Ther 2014;68:33–8.

[34] Abraham P, Rege P. A Study of Cognitive Impairments in Multiple Sclerosis - Occupational Therapy Perspective. Indian J Occup Ther 2012;44:2–12.

[35] Castellanos N, Amieiro A, Dávila G. Alteraciones cognitivas en la esclerosis múltiple: intervención desde terapia ocupacional. Neurorrehabilitación en la Escler. múltiple. Máximo N, Madrid: Editorial Universitaria Ramón Areces; 2007, p. 245–60.

[36] Maitra K, Hall C, Kalish T, Anderson M, Dugan E, Rehak J, et al. Five-year retrospective study of inpatient occupational therapy outcomes for patients with multiple sclerosis. Am J Occup Ther 2010;64:689–94.

[37] Månsson Lexell E, Iwarsson S, Lexell J. The complexity of daily occupations in multiple sclerosis. Scand J Occup Ther 2006;13:241–8. doi:10.1080/11038120600840200.

[38] Corcoran M. Practical skills training for family caregivers 2003.

[39] Sebastián M, Valle I, Vigara Á. Guía de orientación en la práctica profesional de la valoración reglamentaria de la situación de dependencia: productos de apoyo para la autonomía personal. 2012.

[40] Sánchez M, Alegre J, Sánchez-Herrera P. El entorno de la persona con esclerosis múltiple: estrategias para favorecer la accesibilidad. In: N M,

editor. Neurorrehabilitación en la Escler. múltiple, Madrid: Editorial Universitaria Ramón Areces; 2007, p. 275–97.

[41] García-Burguillo M, Águila-Maturana A. Estrategias de conservación de la energía en el tratamiento de la fatiga en pacientes con esclerosis múltiple. Rev Neurol 2009;49:181–5.

[42] López N, Martínez M, M Ma. El rol investigador del terapeuta ocupacional en la esclerosis múltiple. Rev Argentina Ter Ocup 2018;4:47–51.

[43] Cigarán M, Moreno R, Peñacoba C, Asensio C, N M. Tratamiento de la fatiga desde Terapia Ocupacional. In: Máximo N, editor. Neurorrehabilitación en la Escler. múltiple, Editorial Universitaria Ramón Areces; 2007, p. 205–19.

[44] Silcox J. Occupational Therapy and multiple sclerosis. Whurr Publishers; 2003.

[45] Souto AI, Talavera MA, Facal T, Rodríguez L. Terapia Ocupacional y promoción de la salud. (En Prensa) n.d.

[46] Feys P, Straudi S. Beyond therapists : Technology-aided physical MS rehabilitation delivery 2019:1387–93. doi:10.1177/1352458519848968.

[47] Trial S. Effects of High-intensity Robot-assisted Hand Training on Upper Limb Recovery and Muscle Activity in Individuals With Multiple Sclerosis : A Randomized , Controlled , 2018;9:1–10. doi:10.3389/fneur.2018.00905.

[48] Gijbels D, Lamers I, Kerkhofs L, Alders G, Knippenberg E, Feys P. The Armeo Spring as training tool to improve upper limb functionality in multiple sclerosis : a pilot study 2011:1–8.

[49] Carpinella I, Cattaneo D, Abuarqub S, Ferrarin M. ROBOT-BASED REHABILITATION OF THE UPPER LIMBS IN MULTIPLE SCLEROSIS : FEASIBILITY AND PRELIMINARY RESULTS 2009:966–70. doi:10.2340/16501977-0401.

[50] Yozbatiran N, Francisco GE. Robot-assisted Therapy for the Upper Limb

after Cervical Spinal Cord Injury. Phys Med Rehabil Clin N Am 2019. doi:10.1016/j.pmr.2018.12.008.

[51] Carpinella I, Cattaneo D, Bertoni R, Ferrarin M. Robot Training of Upper Limb in Multiple Sclerosis : Comparing Protocols With or WithoutManipulative Task Components 2014. doi:10.1109/TNSRE.2012.2187462.

[52] Sampson P, Freeman C, Coote S, Demain S, Feys P, Meadmore K, et al. Using functional electrical stimulation mediated by iterative learning control and robotics to improve arm movement for people with Multiple Sclerosis 2015;4320:1–11. doi:10.1109/TNSRE.2015.2413906.

[53] Maris A, Coninx K, Seelen H. The impact of robot-mediated adaptive I-TRAVLE training on impaired upper limb function in chronic stroke and multiple sclerosis. Disabil Rehabil Assist Technol 2017;13:1–9.

[54] Vergaro E, Squeri V, Brichetto M, Casadio P, Morasso P, Solaro C, et al. Adaptive robot training for the treatment of incoordination in multiple sclerosis. J Neuroeng Rehabil 2010;7:37–37.

[55] Carpinella I, Cattaneo D, Bertoni R, Ferrarin M. Robot training of upper limb in multiple sclerosis: comparing protocols with or without manipulative task components. IEEE Trans Neural Syst Rehabil Eng 2012;20:351–60.

[56] De Pitta M, Brunel N, Volterra A. Astrocytes: Orchestating the Brain Plasticity? Neuroscience 2015;8.

[57] Notkhova H, Rasche D. Neuromodulation: Principles, Methods and Clinical Applications. New York: 2014.

[58] Barroso FO, Pascual-Valdunciel A, Torricelli D, Moreno JC, Del Ama-Espinosa A, Laczko J, et al. Noninvasive Modalities Used in Spinal Cord Injury Rehabilitation. Spinal Cord Inj Ther 2019.

[59] Gomes-Osman J, Cortés M, Pascual-Leones A. A Systematic Review of Experimental Strategies Aimed at Improving Motor Function after Acute

and Chronic Spinal Cord Injury. J Neurotrauma 2016:425–38.

[60] Harkema S. Effect of epidural stimulation of the lumbosacral spinal cord on voluntary movement, standing, and assisted stepping after motor complete paraplegia: a case study. Lancet 2011;377:1938–47.

[61] Zbogar D, et al. Movement repetitions in physical and occupational therapy during spinal cord injury rehabilitation. Spinal Cord 2017;55:172–9.

[62] Grahn PJ, Lavrov IA, Sayenko DG, Straaten MG Van, Gill ML, Strommen JA, et al. Enabling Task-Specific Volitional Motor Functions via Spinal Cord Neuromodulation in a Human With Paraplegia. Mayo Clin Proc 2017;92:544–54. doi:10.1016/j.mayocp.2017.02.014.

[63] Angeli C, et al. Recovery of Over-Ground Walking after Chronic Motor Complete Spinal Cord Injury. N Engl J Med 2018;379:1244–50.

[64] Formento W, Courtine G. Electrical spinal cord stimulation must preserve propioception to enable locomotion in humans with spinal cord injury. Nature 2018;21:1728–41.

[65] Guillot A, DiRienzo F, Macintyre T, Moran A, Collet C. Imagining is not doing but involves specific motor commands: a review of experimental data related to motor inhibition. Front Hum Neurosci n.d.;6.

[66] Malouin F, Jackson P, Richards C. Towards the Integration of mental practice in rehabilitation programs. A critical review. Front Hum Neurosci 2013;7:276.

[67] DiRienzo F, Guillot A, Mateo S, et al. Neuroplasticity of imagined wrist actions after spinal cord injury: a pilot study. Exp Brain Res 2015;233:291–302.

[68] Gerasimenko Y, Gorodnichev R, Moshonkina T, Sayenko D, Gad P, Edgerton VR. Transcutaneous electrical spinal-cord stimulation in humans. Ann Phys Rehabil Med 2015. doi:10.1016/j.rehab.2015.05.003.

[69] García AM, Serrano-muñoz D, Taylor J, Avendaño-coy J, Gómez-soriano J. Transcutaneous Spinal Cord Stimulation and Motor Rehabilitation in Spinal Cord Injury : A Systematic Review. Neurorehabil Neural Repair 2019;0. doi:10.1177/1545968319893298.

[70] Cook AW. Electrical Stimulation in Multiple Sclerosis. Hosp Pract 1976;11. doi:10.1080/21548331.1976.11706516.

[71] Inanici F, Samejima S, Gad P, Edgerton VR, Hofstetter CP, Moritz CT. Transcutaneous Electrical Spinal Stimulation Promotes Long-term Recovery of Upper Extremity Function in Chronic Tetraplegia 2018;4320. doi:10.1109/TNSRE.2018.2834339.

[72] Gad P, Lee S, Terrafranca N, Zhong H, Turner A, Gerasimenko Y, et al. Non-Invasive Activation of Cervical Spinal Networks after Severe Paralysis. J Neurotrauma 2018;2158:2145–58. doi:10.1089/neu.2017.5461.

[73] Freyvert Y, Yong NA, Morikawa E, Zdunowsk S, Sarino ME, Gerasim Y, et al. Engaging cervical spinal circuitry with non-invasive spinal stimulation and buspirone to restore hand function in chronic motor complete patients. Sci Rep 2018;8. doi:10.1038/s41598-018-33123-5.

[74] Milosevic M, Masugi Y, Sasaki A, Sayenko D, Nakazawa K. On the reflex mechanisms of cervical transcutaneous spinal cord stimulation in human subjects. J Neurophysiol 2019;2.

[75] Chang Y, Hsu M, Chen S, Lin C, Wong A. Decreased central fatigue in multiple sclerosis patients after 8 weeks of surface functional electrical stimulation. J Rehabil Res Dev 2011;48:555–64.

[76] Bonanno L, Russo M, Bramanti A, Salvatore R, Marino S. Functional connectivity in multiple sclerosis after robotic rehabilitative treatment. Medicine (Baltimore) 2019;98.

[77] Salvatore R, Russo M, Naro A, Milardi D, Balleta T, Leo A, et al. Who may benefit from Armeo Power treatment? A neurophysiological approach to

predict neurorehabilitation outcomes. PM&R 2016. doi:10.1016/j.pmrj.2016.02.004.

[78] Mcdonnell M. Action Research Arm Test. Aust J Physiother 2008;54:220. doi:10.1016/S0004-9514(08)70034-5.

[79] Hervault M, Balto JM, Hubbard EA, Motl RW. Reliability , precision , and clinically important change of the Nine-Hole Peg Test in individuals with multiple sclerosis. Int J Rehabil Res 2017:91–3. doi:10.1097/MRR.0000000000000209.

[80] Mathiowetz V, Weber K, Kashman N, Volland G. Adult Norms for the Nine Hole Peg Test of Finger Dexterity. Occup Ther J Res 1985;5:24–33.

[81] Vickrey G, Hays RD, Harooni F, Myers LW, Ellison GW, Vickrey NBG, et al. A health-related quality of life measure for multiple sclerosis. Qual Life Res 1995;4:187–206.

[82] Vickrey BG, Hays RD, Genowese BJ, Myers LW, Ellison GW. Comparison of a Generic to Disease-Targeted Health- Related Quality of life Measures for Multiple Sclerosis. J Clin Epidemiol 1997;50:557–69.

[83] Kos D, Kerckhofs E, et al. Evaluation of the Modified Fatigue Impact Scale in four different European contries. Mult Scler 2005;11:76–80.

[84] Mills R, Young C, et al. Rasch analysis of the Modified Fatigue Impact Scale (MFIS) in multiple sclerosis. J Neurol Neurosurg Psychiatry 2010;81:1049–51.

[85] Keith R, Granger C, Hamilton B, Sherwin F. The functional independence measure: a new tool for rehabilitation. Adv Clin Rehabil 1987;1:6–18.

[86] Dodds TA, Martin DP, Stolov WC, Deyo RA. A Validation of the Functional Independence Measurement and its Performance Among Rehabilitation Inpatients. Arch Phys Med Rehabil 1993;74:531–6.

[87] Bohannon R, Smith M. Interrater reliability of a Modified Ashworth Scale of muscle spascity. Phys Ther 1987;67:206.

[88] Gobierno de España. Ley 3/2018, de Protección de Datos de Carácter Personal. Bol Of Del Estado 2018.

[89] UE. Reglamento (UE) 2016/679 del Parlamento Europeo y del Consejo, de 27 de abril de 2016. vol. 27. 2016.

[90] España G de. Convenio para la protección de los Derechos Humanos y la dignidad del ser humano con respecto a las aplicaciones de la Biología y la Medicina. 1996.

[91] Word Medical Asociation (AMM). Declaración de Helsinki de la AMM-Principios éticos para las investigaciones médicas en seres humanos 2013:1–8.

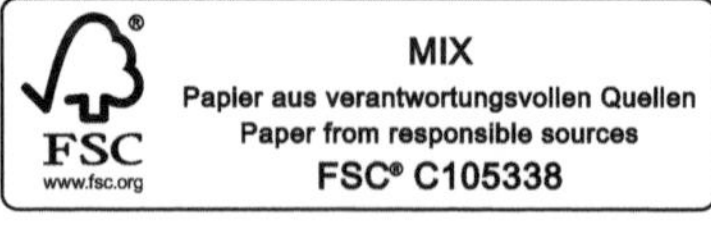

Printed by Books on Demand GmbH, Norderstedt / Germany